Bruno Sammer

# Der mystische Tod

Ein Einweihungsroman

# Der Traum eines Guru

Erzählung

Bruno Sammer

# Der mystische Tod

Ein Einweihungsroman

Bibliografische Information der Deutschen Nationalbibliothek:
Die Deutsche Nationalbibliothek verzeichnet diese Publikation in der Deutschen
Nationalbibliografie; detaillierte bibliografische Daten sind im Internet über
http://dnb.d-nb.de abrufbar.

© 2008 Bruno Sammer
Umschlaggestaltung, Herstellung und Verlag:
Books on Demand GmbH, Norderstedt
ISBN: 978-3-8370-2309-1

# INHALTSVERZEICHNIS

## DIE STUFEN DES ICHS

Ich bin das Blut in meinen Adern.

Ich bin der Knochen, der mich trägt.

Ich bin das Herz, das durch mich schlägt.

Ich bin die Zunge, die durch mich spricht.

Ich bin die Lunge, die mich atmet.

Ich bin das Ohr, das mich hört.

Ich bin das Auge, das mich sieht.

Ich bin das Gehirn und die Gedanken.

Ich bin in allen Körpern ich.

## 1. In der Hütte Gottes

Ostern. Nein, Karfreitag.

Ich betrete den Platz vor dem Dom, Aufmarschfläche neugieriger Götter, erzeugt im Menschen vom Menschen, zitternd auf dem Weg zur Erlösung. Die Symmetrie unter meinen Füßen, Steine, Kristallisationen aus dem Bauch der Erde, trägt noch den mythischen Pulsschlag jeder Religion. Gott lebt dort im Dom, nein, Gott ist dort eingesperrt, verwahrt, dort im rettenden Asyl. Die Vision der Türmchen, Türme und Kriechblumen, Eigenschaft göttlicher Herrschaft, versagt vor mir, wird gedämpft durch die Leere dieser steinernen Mahnungen. Verwitterung, Auswurf der Zeit, spiegeln die Steine Petrus wieder, und die Ecksteine, die Träger und Stützen der Kirche, weben, genötigt durch die Realität, Blumen aus Kalk.

Und all die anderen, zusammen mir vor dem Portal des Domes zusammengepfercht, Zitterer, Ängstliche, Schafe dritter Wahl, erzeugen Einsamkeit um sich, zeigen sich wie grünfleckige Gesichter von Urwaldvögeln, inflationär aufgeblasen durch Hintergrundgeschwätz, durch böswillige Verspieltheit. Glücklich wie Kinder und gleichgültig wie Menschen in seniler Zerstreutheit, ist der Glaube kalt geworden unter ihnen.

Im Osten, dann direkt über mir, dunkle, schwarze, drohende Wolken, Gewitterwolken. Ein Wolkenbruch, gespeist, um Unordnung auszulösen, zeigt unsichtbare Ordnung. Symbol der mystischen Taufe. Gewachsen und genährt, Jahrhunderte lang durch religiöse Nachahmer und stumme Zauderer.

Ich wusste es nicht.

Das Ahnen in mir, drängend, ziehend, stoßend, hinterließ nur mysteriöse Schattenabdrücke in meinem Gehirn, schwarz wie Negerpuppen.

Die Wasserspeier, steinerne groteske Kuriositäten, gaffend und grinsend, diverse Monstrositäten der Epochen wiederspiegelnd, fangen an zu spucken, zu gurgeln und zu sabbern. Aus Nasen, Mündern und Ohren, die die Witterung noch nicht gefressen hatte. Die steingewordene Versuchung des Teufels, die senkrechten Wasserspeier, spucken um die Wette. Der Arbeitsbereich des Teufels, diesem Wandervogel des Leids, schien frei von Sorge.

Die waagrechten Wasserspeier, kein vordergründiges Spektakel liefernd, tröpfeln nur, würgen und schwitzen zaghaft Tropfen von Wasser aus, dunkeln die Netze von Rissen im Kalk.

Plumpe, sentimentale Zeichen der Ahnenkette?

Ich sah es.

Wolkenbruch, Regenguss, Wasser, Tröpfeln. Es genügte. Es genügte, diesen seltsamen Pilgerzug marodierender, menschlicher Attrappen zu verscheuchen, zu ersticken.

Der Platz, noch gequält dampfend, gierig die Regenhaut verschlingend, um sie in den Himmel zu saugen, war leer.

Ich spürte es. Ein Knacken im Geist. Regenbogen, gezeugt vom Licht, verbrüdert mit Licht, schier feuergeätzt, feiern hermetische Hochzeit, feiern Versöhnung mit Gott. Knüpfen Himmel und Erde mit locker baumelnden Farbnetzen zusammen.

Bereiten auch noch ahnungsvoll den Göttern der Germanen, den eisgrauen Vätern, inmitten von Gewitterwolken, Weg und Straße, meißeln Hinweiszeichen zu Gott, gefolgt von schwarzen Hunden, mit starren bernsteingelben Augen.

Ich fühlte es.

Regenbogen. Regenbogenfarben als Mittler, als mythische Richter und Henker zugleich.

Blau, geboren aus der Sintflut. Rot, äußerliches, sichtbares Zeichen des Weltbrandes. Grün, das Symbol der Dreifaltigkeit.

Verdichtet in der Götterbotin Iris, das Zeichen göttlichen Zorns, anklagend, flehend, drohend.

Mein Geist arbeitete, Mysterien konstruierend, Schweigen kultivierend, sich papierener Existenzen bedienend.

Kindlicher Eingeborener, der ich war, die Ankunft des Engels träumend, fiel mein Blick auf die Uhr. Das Zifferblatt. Unterwegs der Zeiger. Mit Hoffnung vor jeder Wiederholung, mit kostenlosem Rat, zeigte er die Geste, zerhackte er die einsichtige Zeit.

Höchste Zeit.

Höchste Zeit, die Welt, diese Eingeborenenhure, diese Wandersängerin aus den Armen zu entlassen, ihre nasalen Anträge brüllend zurückzuweisen, ihren Atemrhythmus zu durchkreuzen.

Ja –

Abschied nehmen von weltlichen Fieberträumen, von hockenden Monstern in einsamen Nachtlandschaften, von weißen und verbleichenden Fetzen, hervorquellend aus den Gichtfingern fahlgelber Mumien.

Ja –

die Mahnung, die Mahnung der Zeit, dieser endlose Anarchismus, eingesickert in die Uhr, angekündigt durch den Zeiger, ausgewechselt durch tränenreiche Geburt und Tod.

Mein Bewusstsein ist noch Zeit, Stunde, Minute, ein ätzender Schwamm im Gehirn, vitaminlos genährt und brüchig.

Ein Ton. Der Ton der Turmuhr. Er fällt direkt hinein in das Läuten der Glocken, in den grundlosen Ozean ausufernder Schwingungen.

Ich weiß es.

Gehorsam, Demut gegen Gott. Warum gegen Gott? Warum benütze ich dieses Gestammel, diese Fragmente, diese verwirrten, ruinösen Spiele? Es wird gefordert.

Es verfolgt mich, es trifft mich, dieser Wahrheitsgehalt, der harmonische Weltentwurf auf den Schultern merkwürdiger Zweifler. Die Weltharmonik als Filmkulisse, als schwächliche Klimmzugübung, als lichtloser Herd. Ellipsen, Ringe, Kreise.

Geistige Mondaugen betrachten mich. Verändern sich und schwingen, tauchen auf und verschwinden. Quantenspektrogramme. Physikalische Ersatzträume, Alpträume, Schwindelträume.

Jedoch, mein Bewusstsein war intakt und nicht verdunkelt, nicht überhitzt und nicht erwärmt. Trotzdem sah ich, nein, deshalb sah ich, Klangfiguren vibrieren, flimmernd, bläulichen Klötzen gleich, Chladnische Klangfiguren. Jegliche Harmonie der Bewegung blühte im Bewusstsein auf, als spätes, rückwärtsschreitendes Blühen. Als verstehendes Blühen. Der Dom rückte mir näher.

Der Dom rückte mir näher. Er tröpfelte in mich hinein. Seine Formen wirbelten wie Konfetti im Gehirn.

Ich näherte mich. Näherte mich der Westfassade. Es war ein Hineinbeugen in Schatten, Gleichungen des Todes, das letzte Gericht, Apokalypse, das Sinnbild des Drachen, Symbol der allgegenwärtigen Nacht.

Es war mit deutlich.

Die Macht des Bösen, die teuflischen Mächte, immer bereit zum Angriff gegen das Heilige, gegen die Lichtwelt Gottes.

Deutlich und förmlich über mich gegossen. Es umschloss meinen Schädel von allen Seiten wie eine soeben gegossene Glocke, wie erstarrtes Wachs. Ich spürte förmlich den Drachengifthauch, die sich ausbreitende Leichengiftepidemie, die reinen ursprünglichen Schrecken. Die Schatten tanzten.

Ich hatte nur mit der Erstarrung zu tun. Sonst nichts. Als ich den Dom betrat, erster Schritt, zweiter Schritt, stand ich vor Wasser. Weihwasser. Wassergefüllte Muscheln aus Stein.

Noch während meine Hand schwebte, zwischen einem Atemzug, bemerkte ich die Fäulnis des Wassers. Brackig, knapp an Leben, sauerstofffeindlich.

Wasser in Kesseln, Wasser als Leben, Wasser als Anfang bei der Taufe, Wasser als Symbol der Läuterung.

Es fehlte etwas.

Die unmittelbare, die unverkennbare Eigenschaft des Wassers, fehlte. Krankte nur das Wasser, oder krankte die Kirche als Hüter dieses brackigen Todes, dieser giftigen Krötenteiche, daran?

Ich beachtete diese Überlegungen nicht.

Das Wasser, Ursprung der Schöpfung, Quelle des Lebens und Quelle des Todes. Wasser, gebraucht als Lichtkugel, um die dämonische Finsternis auszuhöhlen, um den jähen dunklen Tod in Demut zu ertragen, ihn langsam abzubauen wie Granit, um herstürzende Feuersgefahr nahrungslos zu machen.

Dies sollte die Funktion des Wassers sein, die Schuld des Wassers. Und die Kirche der Hüter davon. Hüter und nicht Verwalter eines entkräfteten Abschieds, eines endgültigen Abends.

Ich wandte mich nach rechts.

Ich ging an den versenkten, primitive Furcht, Gruftgrausen ausströmenden Steingräbern entlang. Die Dämmerung, ein bewegungsloser Alb, ließ ihre Spuren erkennen.

Ein alle Schatten umspielendes Licht, das sich klammert an die taumelnden Köpfe der Heiligen, flackernd, fallend und hüpfend wie ein Irrlicht, steigt durch die Fenster zu Boden. Wie der farbenverschmierte Regenbogen von vorhin. Wie Edelsteine. Wie aus Edelsteinen zusammengesetzt. Schatten in reiner Form. Ich denke an die Lehren der alten Ärzte, denke an die Edelsteinstrahlungstherapie, denke an Ayurveda. An die Strahlung der Steine, ihr Atmen, Farbe ausspukend und einsaugend, an die behutsame Durchdringung des Menschen mit Kraft, mit Energie, mit Licht. Dies ist ihr Segen, ist ihre Tröstung.

Jedoch die Gräber stehen vor mir, votieren für die Gegenwart, votieren für den Tod.

Ich spüre sie deutlich, die eingemauerten, parfümierten Bischöfe und Domherren, spüre deutlich, wie der Tod die Körper an sich presst, wie er ihre dunklen Schatten faltet, jenseits aller Beklemmung.

Vielleicht sind sie Bauopfer, Menschenopfer? Vielleicht sind die Kathedralen nur Beinhäuser, nur marmorne Klötze, Talismane einer kranken Phantasie?

Ich wusste es nicht.

Schließlich Indien. Ewiges Zentrum der Mythologie. Erfinder von weggerollten, widerwilligen religiösen Abweichungen.

Indien vereinigt alle Abweichungen.

Ich kannte diesen Austausch von Argumentationskrücken durch Marktschreier.

Doch der Urklang war vorhanden, meinten sie; die Menschen waren durchsichtige, leuchtende und klingende Wesen, die, als sie von den Pflanzen aßen, zu Stein erstarrten und nur noch ihre Stimme behielten. Herausführende Tonsubstanzen. In den Figuren, in den Fabeln noch lebendig.

Warum nicht?

Warum der Rückgriff auf Indien?

Ich ahnte es nur.

So fliegen meine Gedanken ohne jede Nutzlast, ohne jede Bedeutung, hin und her.

Ich beginne, müde zu werden. Ich setze mich auf eine altersgebeugte, von Ornamenten zerfressene Bank.

Ich betrachte die Fenster. Das muntere, spielerische Licht des Tages wartet auf den Sonnenuntergang. Die Fenster, farbengesäumte Schalen, zeigen Rosetten, Kelche, Ornamente, sind reine, vollkommene Gespenstphänomene.

Mein Betrachten, staubtragende Gitter vor Augen, ungewöhnlich scharf gezeichnet, fällt von Rosetten zu Rosen. Sich drehende Rosen. Rosen mit der „eingeborenen" Wirkung auf das Gehirn, mythologisch enträtselt. Rosen auf den Kopf gelegt und Besitzer von immensen Räuschen, sabbernde Trunkene, sollten nicht plaudern, sollten nicht mehr die Köpfe leer schütteln, Information nicht mehr enträtseln helfen. Soweit die Mythologie. Auf Mysterien gebettete Rosen, Symbole der Reinheit.

Reinheit verlangten auch die Rosenkreuzer, die versteckten, mystischen Brüder des Trostes, die Liebhaber methodischer Existenz. Forderer von Eliteorden gegen Islam, Papsttum und Scholastik. Ihr marktschreierisches Sinnbild sind Rose und Kreuz und die schwerfällige Durchdringung von Natur und Geist.

Doch Aufsplitterung, Schwärmerei, die tödliche Regel aller sozialer Varianten, traf auch sie.

Ein klarer Fall.

Die Rose wird zum Rad. Im Handumdrehen sind die unerwünschten Elemente, die erhitzten Gedankensprünge zum Vollzug geschritten. Sie haben das Rad in mein Gehirn sickern lassen.

Rad, Feuerrad, Feuerflammen an Rädern. Uralte Zeichen nebliger Kinderträume, plattgewalzt in korrodierenden Greisen, auf der Jagd nach der Seele, beim Ausüben des Tötungsreflexes.

Rad als Hauptsymbol des Buddhismus, als Variante der Daseinsform, als Erlösungskrücke.

Das Rad als Handlanger des Karmas und der Wiedergeburt, in ewiger Unruhe über den Himmel gehetzt, in ewiger Aufrechnung schlechter Taten, unzählige Male zu Bruch gegangen und doch immer wieder geflickt mit himmlischen Zangen und Hämmern.

Und neben dem Rad gab es Totenbücher, gab es Anubis, gab es Sterbeliturgien.

Dieses blühende, spirituelle Labyrinth, ausgesteckt durch sanfte Träumer, Läuterungsenthusiasten und fegfeuerbetäubter Hilfskräfte, war lebender denn je.

Doch ich glaubte nicht daran.

Ich glaubte nicht an die alten schnatternden, in ihre sakrosankten Luxuskittel eingewickelten Alibischwätzer.

Aber, schlafend oder wach. Mein Geist wanderte weiter, drängend und stoßend wie ein Rudel Hunde. Das diffuse Licht, ansetzend zum letzten, müden Amoklauf dieses Tages, fällt auf das Lieblingsmotiv der Kirche, auf ihr bisweilen ungesündestes Extrem, das Kreuz.

Aber ordneten nicht schon die Urmenschen die vier Himmelsrichtungen erst in Linien, Kreuze und dann in Netzen? Versuchten sie nicht, dort in den Höhlen von Fontainebleau, die Durchdringung von Himmel und Erde mit endlosen, geritzten Kreuzesmustern?

Das Kreuz war des Symbol der Vermittlung.

War das Kreuz schuld an den sadistischen, sträflichen Ekstasen der Menschheit? War es schuld an dem Sterben am Kreuz?

Nein!

Kreuz und Sklave und Kreuz und Herr. Jedes dieser Paare ist miteinander verbunden, kalt und gelassen verbunden.

Das Kreuz, missbraucht als Sühnealtar, aufzunehmen die Sühneopfer. Schreckliche Rache des Menschen oder des Kreuzes?

Wieder nein!

Das Kreuz war kein flammender Punkt in der Dunkelheit des Menschen; es erreichte keine pathologische Phase, es erzeugte nur reine Verwirrung, reine Verrücktheit.

Die Konstitution des Menschen, sein Gerippe, seine Knochen, sind Kreuze. Unerschlossen, unerkannt noch in ihrer Funktion, müssen sie geweckt werden, durch Meditation, Übungen, endlose, extreme Wiederholungen. Die Glieder des Menschen als Kreuzespuppen, als seine eigenmächtigen Spiegelungen davon.

Aber es gab auch Spottkruzifixe, jenseits des Zaubers, mit Eselsköpfen. Es gab schicksalhaft ausgeprägte Insignien des Leids.

Sicher. Es wunderte mich nicht. Immer wieder kehrt das Bild zurück, zeigt vordergründige Gipfel und zerfleddert in wachsender Leere, in öder und sinnloser Dunkelheit.

Wohin geht der Mensch?

Ich wünschte es nicht zu wissen.

Die Bank aber, auf der ich saß, klapprig geworden von Klängen heiliger Namen, ranzig duftend nach den Ausdünstungen spröden Fleisches und symbolhaft ächzend und knisternd, versehen mit schmutzverschwommenen Kanten und Rändern, lenkte meine Phantasie in unterdrücktes Lachen über.

Primitiver Animismus! Nichts weiter.

Es schien ein Ort der Euphorie zu sein, voller Ungetüm, ungezähmt. War die Bank Teil eines Systems? Oder sog mich die Stelle unersättlich ein, als Variante anderer getroffener Vorkehrungen?

Dies waren jedoch nur fiktive Annahmen von mir.

War das Wissensgut der Altvorderen doch nicht immer so amateurhaft gewesen? Hatten sie vielleicht doch mehr Rohmaterial als wir glauben?

Gibt es tatsächlich noch einen Verständnisfaktor für uns?
Verschleiert oder nicht.
Ich spürte es jedenfalls.
Mein Gefühl schwankte zwischen Hoch und Tief. Zwischen Oben und Unten, wie eine Mannschaft von ballastabwerfenden Ballonfahrern und dynamischen, den geistigen Schutzschild aufgebenden Kamikazefliegern.
Hormonausstöße vielleicht?
Möglich. Kathedralen gebaut auf unterirdischen Wasserströmungen, um fröstelnde Euphorie einzufangen, mysteriöse Euphorie, die in den Ecken unauffällig kauerte. Die Kathedralen als Hormonfallen, als transzendente, magenkribblige Köder?
Entscheidend daran waren, dass ungestüme Gefühlsbewegungen häufig waren. Entscheidend war, dass alle Kathedralen, Kirchen, Wallfahrtsorte, keltischen Ursprungs sind. Daraufgebaut auf die alten, zähen heidnischen Laster.
Ja, die Kirche war es ihnen schuldig, den unbegreiflich streunenden Wasserläufen, ihrer zerschlissenen Mäanderstruktur, war es sich selbst schuldig, den alten dröhnenden Befehlen der Geister zu gehorchen und die dem Glauben profitablen Stätten wiederzuerwecken.
Und ich? Saß ich auf einer solchen Stätte?
Ich glaubte es fast.
Auch beim Volk, als ein Akt der Frömmigkeit wohl verstanden, beim Volk, das sensibler war, als man ihm als schattenhaften Statisten zubilligte, war dieses gequälte Ahnen an diese Dinge vorhanden.
Die mit blankgescheuerten Hirnen ausgestatteten, Hofschranzen fütternden Untertanen kannten alle diese erstickt geflüsterten Gerüchte um diese Plätze. Hexenplätze, Teufelstritte; die Namen waren plausibel genug, um darauf Hexen tanzen zu lassen und sexuelle Ausschweifungen zu erzeugen. Ausschweifungen, noch gesteigert mit Belladonna und Hexensalben, außerhalb von kühlen, sauberen Zimmern.
Unvorstellbar!
Und ein Teufelstritt?
Ein Gitternetz im Rasen. Sprang der Teufel, gewahr werdend des verblassenden Glaubens oder angesichts der in verstaubten goldenen Rahmen müde vor sich blinzelnden Heiligen, aus dem Fenster?
Und schlich er deshalb noch außen um die Kirchen herum, um aus reiner „Selbstverteidigung" wieder ein „reiner" Teufel zu werden und zurück aus teuflischer Diaspora wieder hineinzugelangen?
Möglich. Nein, sogar wahrscheinlich!
Aber –
Schon vorhin war mir beim Betrachten des Kreuzes am Fuße ein magisches Quadrat aufgefallen, wie es schien eine Art magischer

Zauberwürfel, um pubertäre überhitzte Pfadfindergehirne geschmeidig zu erhalten, ausgeheckt im flackernden Kerzenlicht von puritanischen Geheimniskrämern.

So glaubte ich.

Oder war es Zeichen, eine Art esoterisches Hinweisschild?

Noch konnte ich es nicht verstehen.

## FORDERUNG DES BLUTES

Warum weinst du, Lebender?

Warum lachst du, Sterbender?

Fordere Blut von der Welt!

Fordere Wahrheit und Blut!

Und verlange, in Ketten zu sterben.

## 2. Das Blutritual

Ich war wohl eingenickt. Ein leichtes Zupfen am Ärmel weckte mich. Vor mir stand ein Priester, eben materialisiert. Er war in eine schwarze Soutane eingerollt, fledermausähnlich, auf der der Widerschein des letzten Lichtes schimmerte. Die Schultern waren weißgepudert von Schuppen aus schütteren schwarzgelackten Haaren. Der fleckige, gelblich- weiße Kragen, speckiges Hilfsmittel von Friseuren, schien zu würgen und zu schnüren wie eine Garotte. Fleisch, vergängliches Fleisch, truthahnzart, quoll über den Kragen, ließ nur verhaltenes, zögerndes Atmen zu.
Die Haut, Schwitztränen weinend, war schlaff und müde.
Jedoch –
Auch der „zukunftslose" Blick, ausgeübt mit drachengrünen müden Sakralaugen, konnte keine noch so schwachen Funken sprühen.
Die Hände, rotfleckige, ballonähnliche Elefantenzungen, wie es mir schien, hatte der Stellvertreter Petrus irgendwo versteckt. Und dann war nur noch bleichgesichtige Haut zu ahnen. Sonst nichts.
Ich wartete.
Wartete, ob der vielleicht sprechen würde. Doch er tastete mich mit seinem Fischaugengesicht nur als kalter, registrierender Beobachter ab. Wir warteten möglicherweise eine geraume Zeit. Bald würden wir in staubige Unsichtbarkeit versinken, denn bald würden die letzten Fäden des Lichtes gerissen sein, stellvertretend für unsere schlafwandlerischen Positionen.
Dann –
Er drehte sich um und wedelte einladend mit seinen Händen, die in der Luft schwebten, rote, schlaffe Kirmesballone, und huschte vor mir weg.
Sein Aufbruch, möglicherweise der Aufbruch einer echolotgelenkten Fledermaus, trug seinem Aussehen Rechnung.
Aber ich folgte ihm.
Gott segne mich und diesen armen kleinen Hohlkopf, dachte ich noch, und dass wir geistig die Köpfe zusammenstecken.
Entscheidend jedoch war, dass ich ihm folgte, wenn auch äußerst lahm. Unser Aufbruch ähnelte Gleichgültigkeit, Schlaf, Abtransport von Schafen.
Die Treppe, zu der wir gelangten, führte nach unten, wie so oft, führte in ziellose Schwärze.
Ein Licht flammte vor mir auf. Die huschende Fledermaus zündete Kerzen an.
Jetzt jedoch wehte plötzlich ein kalter scharfer Wind. Es erschreckte mich Blitzschlag, erhellte gestochen scharf und glänzend den in leichte Unschärfe getauchten Hintergrund der Wände, gab Risse und Kanten

frei, wehrte meine Träume ab, ließ nur noch Benommenheit in mir wach werden. Die Nacht schlang sich immer näher um mich, presste mich zusammen wie ein seniler Greis, der, geschüttelt von einem unverhofften Hormonausstoß im Mai, noch einmal fröstelnd Jungfrauen an sich zu pressen versucht. Letzte noch flackernde Wahrheit?

Mein Gesicht wurde weiß, aus Erfahrung weiß, meine Kleidung schwarz, aus Erfahrung schwarz. Ich stand im Niemandsland. Aus den Augenwinkeln erkannte ich Fratzen, Umrisse von Fratzen, sie schienen in einzelne Schneeflocken zu zerfallen, sich aufzulösen.

Eintrittsversuche von ätherischen Monstern in mein Gehirn? Flecken von Lichtern auf meinem Gehirn?

Möglich –

Ein Spinngewebe legte sich auf mein Gesicht. Hinterließ den Eindruck von metallenen, klebrigen Fäden und von schicksalhaften Rückverbindungen zum Schrecken. Angstschweißtreibenden, animalischen Schrecken.

Wasser rauschte, strömte und floss.

Wasser – woher?

Jetzt spürte ich es. Nicht Wasser von den Wänden, nein – mein eigener Schweiß lief. Angstschweiß? Bewusstseinslose, losgelöste Angst?

Ich sah jetzt Spinnen, Spinnen, verbindungslos zu den Spinngeweben von vorhin und nur magische Niederschläge monströser Wirklichkeit.

Da –

Geräusche, gedrängte, dünne Schreie, aus Labyrinthen aufsteigend, Labyrinthe errichtend und verschlingend; Stöhnen, gefüllt mit menschlicher Abwesenheit; Lichtflackern, wie Schatten zwischen Grabsteinen, wie kletternder Schatten unter den Füßen. Nackte Gesichter aus Schatten. Fahles Licht, wie bemalter Alabaster, kroch aus den Wänden.

Dann wieder die Aura völliger Nacht, reduziert aufs Absolute. Der Raum war voll mit Dichte, mit pulsierenden Alpträumen. Und war leer.

Jetzt –

Dämpfe, wie Gespensterlippen, wie Vampirgrinsen am Hals. Ich würgte und spuckte. Ich versuchte, den Drachenzähnen zu entrinnen. Ich versuchte, die kollektiven Finger, leichter als der Schlaf, abzuschütteln.

Nichts –

Es dauerte nicht lange. Mein Gehirn zog leere Kreise, und eine kuriose Stärke wuchs.

Schläge trafen mich, durchgeführt von ominösen, mythischen Raufbolden, die sich tief in meinen Gehirnkammern niedergelassen hatten. Ich sah Beulen aufspringen, pflaumengroße, träumerische Umwege durch leere Räume.

Und dann noch das Pochen des Blutes. Kilometer entfernt von der angstgetriebenen Herzmaschine, von seinem unbeherrscht stampfenden Vitaltakt.

Jetzt stolperte ich. Glaubte zu fallen in weitentfernte, wundersame Regionen und griff um mich. Stolperte, hangelte mich wie ein Affe, wie ein Tollpatsch, an den Wänden entlang und fühlte Jahrhunderte von Erschöpfung in den Schichten des Gehirns.

Doch –

Es sind nur exzentrische Scherze, ein wundersamer Kontakt mit einer wundersamen Welt.

Jetzt wurden mir nämlich wieder Stufen deutlich, und die Beklemmung starb. Ich schluckte ruckweise wie ein Säugling, dessen trockener Hals sich durch weißgekachelte, formalinstinkende Entzugsstationen schluckte und wieder lockerte.

Ich weiß es.

Es sind die Mysterien von Eleusis; es ist die ägyptische Einweihung; es sind Visionen solcher Art.

Und ich fand Gefallen daran.

Der Raum hatte Ähnlichkeit mit einem Kreuzgang und sog mich mit seiner pastoralen Schwärze auf.

Dann –

Ohne Bitterkeit fiel mir auf, dass der priesterliche Bestattungsvollzieher, die Fledermaus, ohne mir grausame Geheimnisse ins Ohr zu flüstern, sich aufgelöst hatte.

So war es. Ich war allein.

Wissende wissen jetzt. Doch ich wusste nichts.

Der Kreuzgang mit unidentifizierbarem Licht nahm mich, mysteriös flüsternd, auf.

Steigend, fallend und dann eine Treppe. Modrige Kapuzinergrüfte, gefüllt mit alten Gesichtern, schwarz wie Kohlenstaub, Sünden abflüsternd.

Doch –

Nur flatternde Gedanken.

Kein Labyrinth, kein Ariadnefaden im Nähkästchen, keine weißen Kiesel zur Hand, verlorener Büßer ohne passenden Rock, folgte ich der Treppe. Treppab.

Weiß – schwarz. Weiße Stufe. Schwarze Stufe. Ewiger Dualismus.

Schwarzer, zwergenhafter, verwaschener Okkultismus. Geeignet für Pantomimen, für teuflische Kopfarbeit und merkwürdige Propheten.

Doch weiß –

Weisheit, Offenheit, Klarheit. Verbunden mit den Predigten ausgelaugter Puritaner, mit dogmatischen Schattenkindern.

Weiß – schwarz. Es ergänzt sich, ist weder kalt noch heiß. Gedanken kommen wie eine Barke, in denen die Seelen zum Licht steigen, aufgeschrieben in aufgeblätterten ägyptischen Totenbüchern.

Erstmals wurde jetzt die Form der Treppe deutlich. Sie war geschmackloses, mythisches Klischee, eine Wendeltreppe. Hier waren sie wieder, die Geheimnisse der alten, ahnungsvollen Zauberer, ihre Ahnungsüberschüsse in Stein. Die zermürbenden kleinen Nachtträume der Menschheit, nachgestellt und ausgerichtet. Die Spirale als Treppe, linksgewendelt, Chirialität, rechtsgewendelt. Und ohne ihre phantasievolle Unschuld zu verlieren, wendelt die Weltnatur links. Baut in fernen Galaxien, in Schnecken und DNS – Strukturen und baut auch noch Ziegenhörner. Die Natur lässt wendeln.

Warum nicht?

Ich taste mich weiter.

Die Treppe zwingt mich zur Bewegungstherapie, zu John Bunyans´ Pilgerreise zur seligen Ewigkeit. Ich biege um Ecken und Ecken. Jede Ecke eine salbungsvolle Rede auf die Vergeblichkeit aller Hoffungen, auf langwierigen, schleichenden Fortschritt.

Rechts erkannte ich nun Linien, Netze von Linien, geheiligte Zirkel, wie von selbst erschaffen und sich wieder auflösend. Die Linien wirkten wie schadenfrohes, österliches Kardinalsgrinsen. Wie Kopfmonster. Ein talentierter, schizophrener Sumpf.

Unvermittelt – der Blick irrte haltlos an Linien entlang – ein S, und die Ecken ausstrahlend und kreuzend las ich „Sancta ecclesia".

War dies ein provisorischer Weg, erste geistige Umarmung?

Zweifel sind angebracht.

Der Raum, den ich erreichte, war, Fiktion oder Lüge, pentagonal, polygonal, rund, gewölbt. Wenig subtil, wenig sensibel gedacht, ein Druidenfuß, Schachtel, Kuppel, Kreis.

Kreis, archetypische Abstraktion, kreisrundes Feuersitzen, Wettkampfkreise, Kinderkreise. Sitzen, Springen, Kämpfen. Zurücklaufen auf Kreisen zum Steinzeitmenschen, Urmenschen, Angstmenschen. Das Kreiserbe fordert. Sitzt im alten rostigen Kinderwagen, mit Augen, rotgerändert, skeptisch, tellergroß. Kopftrottel, brüllend und hechelnd. Die Wirklichkeit ist wirklich. Vom Menschen gedacht, gepflegt, besessen. Immerwiederkehrende Gedankenzyklen. Gedankenkreise.

Es trat eine unwirkliche Stille ein. Das Pochen meines Blutes, jähes Auf und Ab, fällt ab. Das Pochen, Antwort von mir auf mich, trennt sich. Ich horchte in die Stille, Reaktion ohne Reize, ohne Reflexe.

Nichts –

Die Umkehrung der Stille. Eine schreckliche Stille.

Die Antistille.

Sie gelangte in eine paradoxe Phase, wurde irgendwie durch einen Schub umgewandelt. Licht von Dunkelheit. Es lag förmlich in der Luft. Ein hübsches Kind des Herrn erschien. Heraus aus der plötzlichen Sinneslähmung der Stille. Aus einem Pulsschlag des Dazwischen herausmaterialisiert, aus einem kunstlosen, seelischen Realtraum.

Diesmal jedoch –

Keine huschende Fledermaus. Ein Mensch?

Vielleicht.

Tausend hübsche Kinder schleppen sich durch die Nacht, Kinder der Nacht.

Er schien eine Art Priester, ein Abbe' Constant, ein Eliphas Levi zu sein, ohne den magisch rezitierten Speckbauch. Oder hatte er ihn sich wieder fügsam gemacht unter dem Chirurgenmesser?

Jedenfalls, keiner dieser ruhmsüchtigen, alten Träumer.

Die Kopfbedeckung. Konkrete Form, Hut, Mütze, Helm. Auf der mir zugewandten Seite ein Dreieck.

Natürlich –

Das allsehende Auge, das Auge der Vorsehung, vom Strahlenkranz umgeben.

Osiris......

Alle Geheimnisse, auch fehlende Teile der Gehirnmasse, durchdringende, ewige Wachsamkeit Gottes. Vorhergesagte aufgestickte Allgegenwart.

Zweimal, dreimal.....

Die Augen Gottes, hastige Verschlingung von Bösem und Frommem, sind, altbekannte Gleichung, nackte Zahlen, an allen Orten.

Sonst war dieses Symbol des okkulten Holzweges und des dunklen Wissens schwarz.

Das Gesicht, kein Chorknabenblick, kein kuhäugiger Mesnerblick, war beherrscht von starren Augen. Reservierten Augen. „Biest" – Augen, magisch glitzernde, topasfarbene Aleister – Crowley Murmeln. Nase und Mund unwichtig.

Steckbrief –

Unvollständig. Belohnung –

Keine. Bekleidung –

Schwarzer Umhang.

Und ein Druidenfuß, Alpfuß, Maarfuß, Druidenkreuz, Pentagramm um den Hals.

Den „flammenden" Stern der Freimaurer, Herrscher der Elementargeister.

Ein Pentagramm, wichtig wie ein gemalter Hund, wirft Hexen von Türschwellen, kitzelt sie aus Bett und Wiege. Und, mit Geduld, sogar aus Viehställen.

„Sei gesund", sagte Pythagoras –

Werbespot für lachendes Porzellangebiß?

Nein –

Kein Ballast.

Fünf Spitzen ans fünfspitzige Pentagramm geheftet.

Ergibt zusammen:

Großes Arkanum, kleines Arkanum, fertig ist der Druidenfuß.
Großes Ritual, kleines Ritual
Athe, Malkuth, Gebirah,
Amen.
Und schon fühlt sich das Zeichen auf kroatischen Grabsteinen wohl. Bis
heute und immer noch.
Gut und Böse arbeiten hier schweigend, Hand in Hand. Nur
vorurteilsfreie Skeptiker blinzeln in die Sonne. Und sonst niemand.
Beachtliche Zeit hatte meine Betrachtung gedauert, durch keinerlei
Geräusch gestört.
Maskenhaft, unverbindlichen Trost verkündend, starrte mich der Priester
an.
Keine gemeinsamen Träume, keine konditionierten Geistreflexe, keine
Jagd auf Seelen.
Nichts –
In Handbüchern der Magie nachzublättern würde jetzt Sinn ergeben,
zurückblenden in schlaflose Okkulterinnerungen.
Ein Wink forderte mich auf, näher zu treten.
Ich näherte mich.
Langsam und andauernd entdeckte ich dabei immer neue
Fragestellungen, bekomme laufend neue Unterstützungen aus
Bewusstseinszonen, scheinbar amputierten Hirnmassen zugehörig.
Näher und näher wurde ich hingezogen. In den Bann gezogen. Kein
Netz, keine Spinne, erwartete mich. Der Bann war netzlos, leimlos,
spinnenlos. Zerstörte die geistige Unnahbarkeit. War kein gewohntes
Ritual, war kein tattriges Vorwärtstasten in gleißende Geisteswüsten.
Lenkte.
Jedoch –
Lenkte meine Aufmerksamkeit und ließ sie auf einen Stein fallen. Biss
sich förmlich daran fest. Krallte sich daran wie die frühen Kolonisten an
ihr gestohlenes Stück Land.
Ein strahlender Stein, bläulich strahlend. Er schnitt Empfindungen,
Gedanken, Rückverbindungen ab, löschte aus. Ich suchte nach
sensorischen Reizen, suchte nach Parallelen.
Nichts –
Ich dachte.
Ein Kristall. Kein Stein.
Erkannte die kristallene Struktur. Er füllte den gesamten Raum mit Licht
aus, mit seltsamen, diffusem, durchdringendem Licht. Licht kam vom
Kristall und kam aus dem Nirgendwo. Warf Gittermuster über mich,
schattenlose Tigerkäfige, lauernde Lichtfallen.
Immer noch kamen Reize. Tauchten ein in eisigkaltes, königliches,
schattenloses Blau.
Ein erneuter Wink.

Ich trat noch näher.

Ich stand direkt vor dem Kristall.

Buchkluge, flüchtige Gedanken, unterhalb jeder Worte, sprachen zu mir.

Keine Katastrophenstimmung, keine geistige Undenkbarkeit trat auf.

Noch immer kein Wort seitens des Priesters. Wortlos, zeitlos, abwartend, eingetaucht in Trance, stand er neben mir.

Geistig davongeschlichen, eskapistisch, geflüchtet, wie nach einem missglückten spirituellen Höhenflug, wie geistig verwildert.

Die Gefahr der Täuschung ist groß –

Ich betrachtete den Kristall.

Und bemerkte. Von massenhaften, möglichen Dimensionen eine.

Der Kristall schwamm in Blut.

Mein Ausmaß an Verwirrung stieg, wurde immer florierender.

Der Kristall war kein vom Alter erblindetes Glasgefäß, kein staubiges Bergwerksmuseumsgerümpel, nur drapiert und von idealisiertem Licht bestrahlt, sondern war Mittelpunkt.

Mittelpunkt von was?

Mein Ahnen war noch unvollständig –

Im Blut schwimmend, schien der Kristall zu leben, zu pulsieren, ja sich förmlich von Blut zu ernähren.

Einmal eine Täuschung, immer eine Täuschung – und dann stumme Erwartung einer Täuschung.

Waren diese scheußlichen Zwerge in schwarzem Sackleinen, mit Stielaugen, immer noch oder wieder lebendig?

Diese Verehrer von abstoßenden Gespenstergeschichten, bei denen Blut, Tomatenblut natürlich, nur so tropfte, rann und spritzte.

Diese frechen Verehrer mit der frechen Gleichgültigkeit vor dem eigenen Gehirn.

Menschenblut? Tierblut?

Konturen verschwammen, verblassten und kehrten wieder.

Die Düsternis schnitt tief, ließ Krieg, Blut, Tränen, aufleben. Aber war Blut nicht schon immer Erneuerung, Weiterbestand?

Frisches Blut in alte Adern, frisches Blut in alte morsche, modrige Geschlechter getröpfelt, in klapprige Skelette mit umgehängten Geldtaschen. Und das Blut der Rassen? Blut und riesige Berge aus Zynismus –

Sich selbst hassende Berge aus Zynismus, schwer verhangen im bigotten Wolkenhimmel.

Oder nur Akte beiläufigen Irrationalismus, traumlose Phantasien?

Und der heilige Gral?

Stand ich etwa davor, um in dieser kanonischen Stunde die berühmte Frage zu stellen, ich, ein blasser Kirchenschatten?

Die Frage zu stellen um den kranken König?

Die meisterliche Frage nährt die Menschheit ja seit Jahrhunderten, wirft immer neue Blasen auf. Ist wie ein Mosaik, dessen Steinchen immer neu untereinander ausgetauscht werden.

Ewige Geistroutine.

Den König zu erlösen?

Mit Worten? Mit zerkratzen verbalen Abziehbildchen?

Unbeschwert wie ein Schlafwandler sah ich um mich.

Weder ein kranker König, noch schweigende Reihen von Rittern.

Nichts –

Keine Vision, kein im Blut schwimmendes Haupt und auch kein ahnendes Spiegelbild davon.

Das Königsblut, als Preis des Glaubens, wird zum Erlösungsblut. Und der Glaube nimmt Leben an –

Oder kramt hier jemand das religiös verstaubte Spielzeug des Vorjahres wieder aus und fängt zu spielen an?

Trotzdem, ohne Wette aufs Alte, der Tod des Königs kündigt Erneuerung an. Ist mystische Mühle, getrieben von schwachen Impulsen starker Reaktionen. Ein Mysterium sanguinis.

Beseeltheit des Blutes, Beseeltheit des Lebens, und Blut ist Leben.

Die Umwandlung macht es.

Mein Kopf wurde leer. Ochse. Abergläubischer Ochse. Vollgepackt mit unterlassenen, unterdrückten Dingen und Gründen.

Fabelhafte Erklärungen –

Und dann deutet der Gral noch die Umwandlung und Erneuerung der gesamten Menschheit an.

Hoffentlich, so frage ich, löst er sein Versprechen ein.

Früher einmal glaubte man dies.

Und heute?

Steine, Kristalle, sind bildfüllend in der göttlichen Malstube. Vom Himmel, das ist der Angelpunkt, müssen sie kommen.

Steine sind Zwischenhändler zu Gott. Kaaba, Externsteine, Meteoriten, werden gehandelt.

Doch dann sind Steine geweihte Zentren. Zentren mit ungeheurer Strahlung –

Ist der Mensch auf dem Holzweg? Kennt er keinen Mittelpunkt? Vorerst sind Steine der Mittelpunkt, sind der Rand des Kosmos.

Pilgern zu schauderhaft exponierten Steinen wird modern.

Seelenlöcher, Abstreifzauber, seltsame Reliquien, erwecken jüngste Träume vom Fliegen, zaubern zu unsicheren Seelen jenseits des Zwischenreichs, Erwartung.

Fruchtbarkeitszauber –

Es ist vieles erlaubt. Kennerinnen unter den Frauen, und den Steinen, gleiten, rutschen, kriechen auf Steinen. Berühren Steine.

Abwesenheit menschlicher Hoffnung?

Nicht für sie. Die Hoffnung ist im Stein. Nur Verweigerung ist furchteinflößend –
Fruchtbar ist der Stein. Und rissig, hirnrissig.
Bauchiger Kiesel, verdrehter Speckstein, und schwanger ist die Frau. Ist die Venus von Willendorf. Nur zierlicher natürlich.
Dagegen –
Rote Ziegel wurden noch nie verehrt. Die Form, Härte, Oberfläche, sind es, sind die Empfangsantennen für Emanationen.
Es gewagtes Spiel –
Scheint der Übergang vom Stein zum Altar nicht fließend?
Verehrungswürdige Steine und ein weißes Leichentuch darüber gebreitet. Nur zur Opferung –
Und nicht nur zur Opferung lauert das Grauen unter dem Leichentuch.
Beschwört Heiligkeit –
Und Heiligkeit muss erhalten werden.
Daher –
Opferung zu Opferung. Tod in noch mehr Tod verwandeln.
Der Durst der Erde ist bekannt –
Und –
Die beschwörenden weißen Reiter waren noch nie pünktlich; noch immer waren die Wellen der Finsternis schneller.
Nicht wahr?
Die alte Hexe Erde hatte Schaum vor dem Mund, wenn sie Blut trank.
Blut von Schlachtfeldern, Blut in Erdöffnungen und auf dem Boden gekippt. Blut, die Knochen Seths.
Ist am Anfang Mord? Ist aller Anfang Tod? Stehen nicht die Kinder alleine im Wald? Überwindet nur Blut den Tod?
Die Vertrautheit der Menschen mit solchen Dingen ist nicht groß und doch –
Beobachtungen unserer Vorfahren, Beobachtungen vertraut wie ein Vogellied, wurden gemacht.
Sie sahen es, mit Blut kam der Tod, und mit Blut kam Heilung.
Kamen Kain und Abel –
Im Blut war aber auch wieder Tod. Tod in mikroskopischer Form, gieriger Tod, für jeden Wirt dankbar. Immer wieder neuen Tod erzeugend. Und löste Zauber aus, wie eine allmorgendliche Gewohnheit. Zauber, verknüpft, verbunden mit diesem unsichtbaren Tod, mit Blut.
Nein –
Denn vor diesem Hintergrund ziehen sich neue Überlegungen zusammen, verknüpfen sich, weben Fehler, ähnlich wie Oma in ihr altes geschmackloses Strickkleid. Führen zu Wahnsinn und Verbrechen.
Glotzen mich triumphierend an.
Fragen mich –
Warum meldeten sich die Opfer freiwillig?

Auch noch heute?

Im Krieg, um im Angesichts des sicheren Todes den Helden zu spielen –
Held für wen?

Um riesenhafte, kranke Träume des Menschen abzuhandeln –
Und warum bekam das Opfer immer Vergünstigungen eingeräumt?
Auch noch heute?

Lächerliche, alberne Vergünstigungen angesichts der Gaskammer?
Einfach peinlich –
Rasiert, frisiert in den Blausäurenebel geschickt.
Auch noch heute?

Vielleicht ist alles ganz anders –
Jedoch war es auch noch möglich –
Dass –
Ich in eine Blutmesse, Bluttaufe geraten war, in eine rote Messe.
Lächerlich –
Unglaubhaft, ein Hexenszenarium der Gräfin Bathori. Die zarte, sensible
Gräfin benötigte auch immer Blut. Selbstverständlich Jungfrauenblut!
Und sie stieg gern ins angewärmte Bad, gefüllt mit Blut, angewärmtem
Blut, ausgepresst aus fast allen menschenähnlichen Gestalten, denen
sie habhaft werden konnte. Oder besser, ihre Bediensteten.
Die Haut wird verjüngt durch Blut und ein paar Zaubersprüche.
So glaubte sie.
Hatte sie recht?

Landstriche fegte sie leer, mit ihrer Gier nach Blut.
Doch als auch Adelige in ihren Netzen zappelten, wurde es ernst.
Ernst für sie –
Mägdeblut war primitiv, taugte nimmer. Die Haut wurde doch nicht
jünger. Hier zeigte sich ihre wahre Hilflosigkeit und so wurde die
schreckliche Möglichkeit genützt –
Dunkelheit senkte sich auch auf blaues Blut, und damit gehörte die
Gräfin der Vergangenheit an.
Grausiges Ende für alle.
Für fehlgeleitete Adelige und verstümmelte Mägde –
Die Gräfin wird eingemauert, lebend versteht sich, und die Mägde waren
sowieso schon tot.
Wieder siegt die Gerechtigkeit –
Und die andere Möglichkeit?
Der Möglichkeiten gibt es viele –
Nur eine davon –
Die okkulte Variante.
Gilles Laval, Baron von Metz.
Sein blutbesudeltes Rezept lautete : Nimm das Blut von kleinen,
unschuldigen Kindern. Doch töte die Kinder nicht vorher, sondern lasse

sie ausbluten. Dieses Blut ist notwendig zur Umwandlung, zur Trennung von Elementen.
Transmutatio –
Separatio –
Ein unanständiges alchemistisches Rezept.
Zugegeben –
Alchemisten brachte dieses Rezept für ewige Zeiten in Teufels Küche.
Zum Teufelspakt abschließen –
Und damit eine schwarze Version der Wirklichkeit.
Doch Gerechtigkeit siegte auch hier –
Gerechtigkeit in gerechten Gehirnen –
Gehirnen, die wucherten wie Riesenchampignons.
Aber geistige Klammern, im Innern der Berge, verbinden alles.
Tatsächlich –
Mein Denken überschneidet sich.
Da ist die Überlegung –
Dass: Umwälzung, Erneuerung nur auf den lebensdunklen Seiten möglich ist.
Dass: Witz nur als Ausgleich dient, zur physischen Gesundung.
Denn: Laufen nicht alle Prozesse, bewirkende Prozesse, auf der Seite des Krieges, Todes, Blutes, Mordes, ab?
Unlösbar –
Für Gnome eine fatale Sache.
Vielleicht haben die Gnome die Gewichte vertauscht und Gut und Böse verschwinden lassen.
Durchaus möglich –
Oder –
Idealistisch gut und idealistisch Böse werden immer ironischer, verbrüdern sich als imaginäre Zentren, tief unten in der Schicksalhaftigkeit und produzieren Wahnideen. Denn die Ordnung der Dinge will Realität.
Und lapidar –
Kein Aufstieg, kein Sturz.
Mein Hinterhofgrausen vor dem Blut geht weiter –
Gerade das Mittelalter –
Juden. Judenverfolgungen fanden statt, Auslöser von Blut.
Scheinbares Blut auf Hostien. Hostienfrevel. Bleiches menschliches Spiegelbild davon:
Menschen brüllen, schreien, schlagen, töten. Sie sind hungrig nach Blut.
Rote Bazillen sind es, verursachen diese fürchterlichen Explosionen.
Und wachsen und vermehren sich. Jeden Tag. Tag um Tag.
Unbekümmert. Rote Flecken, „Blutflecken", werden größer. Und auch die Verfolgungen. Und ebben wieder ab.
Totgeborene Kinder, totgeborene Ideen –

Christenkinder werden geopfert.

Von Juden.

Offener Vorwand. Besudelte Gedanken. Immerwährende Schuld von weißen Marmorstatuen. Übergriffe benötigen mysteriöse Schuld ohne Wiederkehr.

Schuld hat Format –

Allmählich wich die Erstarrung, ausgelöst durch den im Blut schwimmenden Kristall, von mir. Trotzdem schien es, als wäre ich in den Vorhof der Hölle geraten. Oder verschleppt. Hypothetisch verschleppt. Und hier lief die „Göttliche Komödie", wahrscheinlich mit kleinen Fehlern, individuell für mich ab.

Pauschale Zurückweisung von unverstandenen Dingen jedoch sind eine Seite.

Die andere war –

Ob er wollte oder nicht –

Der Mensch lebte schon immer vom Tod, vom Blut, heute von Schlachthäusern, vom Opfern.

Es gibt kein Entrinnen, keine Flucht.

Schwerfällig opferte und opfert er, tötete und tötet er.

Als vagabundierender, ausgebeuteter und technokratischer Wolf. Als schwärmerischer Kannibale, als menschliche Tanzfigur in drei Dimensionen.

Und jetzt, an diesem Ort, wurde symbolhaft nachvollzogen. In extremer Form?

Möglich –

Oder einfache Maßnahme?

Endlose Entwicklung der Dinge –

Nein –

Ich steckte bereits Hals über Kopf darin. Der Priester zog ein Messer aus dem linken Ärmel seines schwarzen Umhanges. Ich hatte ihn überhaupt nicht mehr wahrgenommen, so sehr war ich in den Bann des Kristalls gezogen worden.

Plötzlich waren auch andere Priester zur Stelle.......

Kein menschliches Strandgut, wie ich bemerkte, keine Meerjungfrauengesichter aus obskuren Strömungen. Woher sie gekommen waren, konnte ich nur ahnen. Gekleidet waren sie wie der erste Priester, jedoch ohne Kopfbedeckung. Sie sahen aus, als ob sie auch unter äußeren Belastungen ihre Form behalten würden.

Alle stehen und warten –

Warten auf die Erhitzung der geistigen Innenräume, wie mir scheint – Oder rituelle Höflichkeit?

Vielleicht spielt Geschwindigkeit hier keine halsbrecherische Rolle?

Jetzt hält der Priester das Messer hoch.

Licht spiegelt sich darin. Keine geometrischen Lichtträume, keine Ornamente aus Farben, erfüllen den Raum.

Das Messer war nur notwendiges Utensil, und, wie ich erkennen konnte, sogar verkratztes, unscharfes Utensil eines Rituals.

Aha, dachte ich.

Das war's!

Jetzt kommt die Opferung –

Und ich war ihr Opfer.

Nicht gerade ermutigend diese Aussichten –

Und die Resultate davon?

Ich kannte sie noch nicht.

Es geschah aber nichts diesbezügliches –

Sondern –

Der Priester öffnete sich mit dem Messer eine Vene seines Armes und ließ das daraus hervorschießende Blut in irgendein Gefäß fließen.

Es war mir nicht möglich, die Form des Gefäßes zu erkennen.

Und jetzt öffnete sich jeder von den anderen Priestern ebenfalls eine Vene und ließ Blut in das Gefäß fließen, gehalten vom ersten Priester.

Zwang, zwanghaftes Tun?

Die Gesichter bleiben maskenhaft. Nur die Köpfe wiegen sie leicht hin und her, wie alte Frauen beim erzählen von sonnenhaften Jugendträumen.

Der Anblick –

Erschreckend schön und abstoßend primitiv.

Reglos wie eine Puppe stehe ich da.

Warte –

Warte auf das Ende dieses Zwangs.

Warte auf eine Horde brüllender, schreiender Zeremonialmusikanten, die die unerträgliche Spannung lösen und als theatralischen Jux entlarven.

Nichts geschieht –

Jetzt reicht mir der Priester das Gefäß und fordert mich zum Trinken auf.

Mir verschwimmt es vor den Augen. Alles ist schwarz, künstlich schwarz, künstlich weiß.

Ekel erfasst mich. Es schüttelt mich wie einen Fisch an Land, kurz vor dem Ersticken. Ich schlucke und schlucke, kämpfe gegen Ekel und Erbrechen.

Ich werde erneut zum Trinken aufgefordert.

Jetzt –

Fürchterlicher Wechsel der Szenerie –

Das Gefäß ist ein Totenschädel, ein Caput mortuum.

Und wieder ein menschlicher Kopf.

Und wieder ein Totenschädel, dessen leere Augenhöhlen phosphoreszierend leuchten wie eine menschliche Maske.

Und diese Maske regt sich.

Ich denke –
Sicher nur eine Täuschung, ein Trick –
Ich nehme das Gefäß und trinke. Der Trank ist bitter, dumpfmodrig, abgestanden.
Nur Blut?
Der Geschmack brennt pelzig auf der Zunge, lässt die Zunge anschwellen, gefühllos werden.
Flüssiges Feuer oder doch Gift?
Ich trinke und trinke.
Schweigend betrachten mich die Priester.
Es fällt kein Wort.
Das Schweigen breitet sich aus und fordert, fordert.....
Ich bin überzeugt, dass das Blut mich töten würde.
Aber wie unter Zwang muss ich trinken.
Ich trinke –
Glaube, das Blut läuft über meinen Kopf, Hals, über meine Kleidung.
Alles färbt sich blutig –
Alle Bewusstseinsschichten sind durchtränkt mit Blut.
Ich glaube zu ersticken.
Und das durch den Trank in mir ausgelöste Gedröhn wächst, ist schädelzerhämmernd, ohrenschmerzend, zerreißend. Feuer schwelt in mir. Auf kleiner Flamme noch.
Immer noch glaube ich ersticken zu müssen. Ich sah jedoch, dass auch die Priester von diesem höllischen Blutgebräu tranken.
Hatte man mir den Schädel voll Blut, den Kelch, das Gefäß, aus der Hand genommen?
Gut möglich –
Meine Aufmerksamkeit war während des Trinkens verlorengegangen.
Durch einen Schleier, der mich vom Übrigen trennt, versuche ich, diese Blutapokalypse geistig zu durchdringen.
Doch meine Benommenheit nimmt zu.
Das Blut in mir scheint der Strom des Todes, das Ende zu sein.
Es ist eine furchtbare Zeit –
Der Schaukampf dauert an.
Nach einer Ewigkeit, zwischen dem Brennen im Kopf, dem Brennen der Zunge, dem Brennen des Körpers, dem gesamten Blechorchester des Organismus, steht der Priester wieder vor mir.
Er streift einen Handschuh ab und reicht ihn mir.
Vielleicht ist er nur ein Possenreißer?
Ich glühe noch immer innerlich –
Er fordert mich auf, ihn anzuziehen.
Warum nicht?
Der Handschuh schien individuell zu sein und passte.
Passte verblüffenderweise. Wie angegossen.

Wie für mich gemacht.
Wieder einer dieser seltsamen Zaubertricks –
Ein wenig schizoid.
Tausend hübsche Kinder werden auf den Spielplatz geführt, zum erlernen des Tötens –
Ein Fiebertraum?
Ich blicke nach unten –
Negative schwarze Schatten –
Ich bin getrennt, gespalten.
Schizoides Nachtgeflüster.
Die linke Seite ist unsichtbar, die rechte Seite ist schwarz.
Schwarz ist die Sünde, die Befleckung.
Gleichgültiges Schwarz die rechte Seite.
Und links?
Nichts –
Unsichtbar.
Gleichgültiges Nichts.
Mir scheint –
Zu wenig zum geistigen Überleben.
Zu wenig zum Verständnis –
Und Unverständnis ist überall.
Und ich verstehe diese Bedeutung nicht –
Aber, es ist nicht das erste Mal!
Doch die Mehrfachfarbenwelt kehrt zurück –
Denn der Kristall zieht mich wieder an.
Nistet sich wieder ein in den Ruinenlücken meines Geistes.
Macht aus mir eine verstümmelte, betäubte Statue.
Mechanisch trete ich näher –
Stehe direkt vor dem Kristall und bemerke einen heißen Windhauch. Der Windhauch folgt keinen Gesetzen und bläst mir direkt ins Gesicht.
Ich weiß, ich werde noch dieses Frühjahr in Ohnmacht fallen, und zwar für Tage.
Seltsame Gedankenformationen –
Hässliche alte Hexen tragen mich zur Ohnmacht.
Böse Stunden kehren wieder.
Doch dann –
War der Kristall das dritte Auge, das Auge des Buddhismus, das Auge Shivas?
Und das Auge Shivas bringt die Erleuchtung.
Sagt man –
Doch dann –
War der Kristall, der von der Stirne Luzifers gefallene Stein, der Stein des Schreckens, der Stein des Unheils?
Wieder diese geistigen Ruinenlücken –

Wieder dieser matte Dualismus in mir. Ich versuche die Zeichen zu löschen, die Zeichen der Fürsten der Finsternis.
Doch mir gelingt nur eine Figur, mir gelingt nur Baphomet, der androgyne Baphomet der Templer.
Dieser schillernde, kabbalistische Talisman, ohne Ursprung und Ende, mit Bart und ohne Bart und mit funkelnden Augen.
Diese Quintessenz von Allem und von Nichts.
Nur er ist da –

Alchemistische Widerspiegelung

Die Dame Alchemie.


Und ich fiel in einen Abgrund –
Am Anfang des Regenbogens wurde ich bewirtet mit Feenspeise, wurde
in Spiegel geschickt, in Anderswelten, um nicht wiederzukehren.
Aber im Spiegel sah ich noch anderes –
Sah die Parallelwelt der Alchimisten.
Sah, dass die Feuer immer noch brannten, die Feuer der Alchemisten,
die spirituellen Feuer.
Feuer, klar wie der Kristall.
Feuer, alles durchdringend –
Und tief unten in meinem Reptilgehirn war es auch –
War dieser alchemistische Bilderbogen, umgeblättert mit teuflischer
Behändigkeit, mit engelgleicher Geduld.
Ich wusste es –
Ein Weg ist nie genug –
Eine Lösung ist immer zu einfach.
Aber –
Viele Wege führen nirgendwohin –
Viele Lösungen lösen selten etwas –
Jedoch –
Formen, Phantome, Bilder, sind kleine Gefährten, sind Lösungen,
hindurchgehext durch das Gehirn.
Und so war es auch hier –
Neben der Verwirrung stand die Bedeutung –
Neben Ritualen stand die Bedeutung der Anderswelt, stand die
Erwartung –
Der erste Schritt –
Die erste Barriere war –
Alchemie als philosophisches System, widergespiegelt auf dem Kosmos,
im Kosmos.
Widergespiegelt auf die Elemente.
Und –
Es bleibt mir achselzuckend zu gestehen,
Auf den Menschen –
Aber?
Die Erzeugung von Gold –

Das Gold der Alchemisten, eingewickelt in Aluminiumpapier.
Aha –
Es singen Mädchenstimmen unter dem Apfelbaum –
Aber –
Das Gold in sparrigen, spinnwebengeschmückten, durchwehten
Dachstuben aus betäubten Köpfen gepresst, das Gold in modrigen
Kellern aus siedenden, dampfenden Kesseln gefischt, das
umgewandelte Gold?
Wo ist dieses Gold?
Fragt das Ratiotier –
Fragt die Freundin des Ratiotiers –
Fragen die Kinder des Ratiotiers –
Unwesentlich –
Antwortet das Nicht-Ratiotier,
und wird seekrank dabei.
Es gibt ihn nicht –
Es gibt sie nicht –
Den/die knochenweißen Heiligen Geist-Anarchisten, im beschatteten
Morgengrauen zur Sonne blinzelnd, die sich durch die mit
kabbalistischem Gekrakel bedeckten, butterbrotpapierenen Fetzen,
durchfressenden Kirchenmäuse.
Und warum nicht?
Weil sie nicht existieren?
Doch –
Aber –
Nur in den schwer verkäuflichen Köpfen der anderen.
Interessant –
Unsterblich, diese finsteren Verbindungen der „Klardenker", diese
geistigen Überwinterungen.
Interessant –
Für wen?
Ich wusste es nicht –
Ich weiß nur –
Lasst uns das Gesangsduell näher betrachten!
Lasst uns die raffinierten Möglichkeiten von beiden näher betrachten!
Der zweite Schritt –
Kein Rätsel –
Ein Teil, ein unwesentlicher Teil, innerhalb der gesamten menschlichen
Umwandlung, ist Gold. Die Erzeugung von Gold.
Vielleicht Tarnung? Mehr oder weniger Tarnung?
Ja und nein –
Um die Spur zu verlieren?
Ja und nein –
Um Aasfresser zufrieden zu stellen?

Ja und nein –

Gold ist, Goldmacherkunst ist Nebenprodukt, ist in Großaufnahme nicht existent. Ist Nebenprodukt des Strebens. Ist übertriebener Lichteffekt für Blender. Dem „Eingeweihten" ist die Kunst Durchreise zur Läuterung. Zur spirituellen Läuterung.

Eine Diskussion des Ichs –

Eine Transmutation des Ichs –

Und hier sah ich mich wieder im Spiegel

Sah mich beim Blutritual –

Sah den Gral, sah den Kristall –

Sah den rücksichtslosen Beweis darin –

Kein schöner Anblick –

Und doch –

Ist der Mensch, zum ersten- und zum letzten Mal, die Operation in Operationen, die meist fehlschlagen. Operationen, ameisengroß und unsicher. Langwierig und verletzlich. Langwierig der Prozess, verletzlich der Mensch.

Und das Ziel?

Ein zufluchtsloser Pfad, ein wahlloses Spektrum –

Der Prozess war die Umwandlung, die Transmutation.

Der Prozess war die „Materia prima", war der Mensch. Der ungeläuterte Mensch. War der Mensch in seiner anfänglichen Stummheit, seinem asthmatischen Schrei nach Läuterung.

Und dies war ich –

Ein Bettler vor unsichtbaren Türen –

Klopfend, mit den Füßen scharrend, händeringend.

Dies war der Sinn –

Wirklich?

Stolpernd zwischen den Symbolbildern der Alchemie, den verwirrenden, irreführenden Kindergesichtern des Dunkels –

War dies der Sinn?

Ich wusste es nicht –

Jedoch war nach diesen aufgestapelten Symbolbildern die „Materia prima" der Anfang, der Keim, die Basis für die spirituelle Entwicklung, für die geistige Durchdringung. Und Menschen wie ich waren der Vorrat, das Rohmaterial für diese Bilder.

Und der Stein der Weisen?

War „ultima prima", war Endpunkt der „Materia prima."

Doch vielleicht löste sich die Illusion im Nichts auf und ließ alles zur Erde fallen.

Mich –

Die aufgestapelten Symbolbilder –

Die Alchemisten –

Alles –
Und alles wird vom Stein der Weisen erschlagen –
Unmöglich?
Oder doch?
Geworfen auf eine riesige, schwelende Müllhalde, auf einen
verrostenden, spirituellen Schatzhaufen –
„Und der Kristall?", fragt die gaffende Gemeinde.
Ist selbstverständlich, nur Meisterphantasten werden daran zweifeln, die
notwendige Hilfe dabei.
„Aha", sagte die gaffende, schielende Gemeinde. „Immer diese
Einschlafgeschichten."
„Nein" –
Der Kristall ist auch ein Symbol, diesen Zustand zu erreichen. Das
Glänzen auf den Schuppen des Drachens ist Läuterung –
„Nein",
antworten die Bürokraten –
Alles nicht fassbar.
Doch –
Der Grad der alchemistischen Verschlüsselung ist –
„Der Kopf trägt selbstverständlich die Hauptlast."
Dass –
Mich schon eingangs die quasi Edelsteine zum Staunen gebracht hatten.
Eingangs beim Betreten der Kathedrale.
Zufall –
„Verbindungsloser Zufall",
schreien die Bürokraten –
„Geh nach Hause und lass die Archetypen Hochzeit feiern."
Nein –
Ein zarter Beweis dafür, dass Kristall und Edelsteine Zwillinge sind –
Warum?
Ich fühlte mich vom Unterbewusstsein angezogen –
Ha- ha-
„Ungeheuerlicher, sentimentaler Schwätzer" –
„Nimm den Schlüssel zum Irrenhaus und verschwinde", rufen zu mir die
geistigen Bauplanträger und nähern sich bedrohlich. Ohne Erklärung –
Ich weiß –
Alte Männer sitzen zahnlos um den Tisch und lachen zahnlos –
Ich jedoch kehre in den Spiegel zurück –

## GESANG DES BELIAL

Nur die Bösen hören mein Gebet.

Nur die Bösen spüren mein Feuer.

Spüren mein Feuer, spüren die Glut.

Klagen um Leben, klagen um Tod.

Und wählen doch den Weg in sich selbst.


Denn, eine Handvoll Knochen sind sie,

Zerstreut von Irren in wachsenden Wüsten,

Tragen des Feuers Farbe,

Tragen meine Lügen,

Bis in den grausamen Himmel.

3. Apage Satana!


Baphomet ist in mir.
Baphomet, dem Kristall entstiegen. Ohne Erklärung, ohne
Sentimentalität.
Der Kristall war also doch Stein des Unheils, Stein des Schreckens,
Stein des Satans.
Besitzt der Satan Steine?
Belanglose Frage –
Wuchs ich auf etwas zu?
Wuchs ich in Richtung Teufel?
Abzuschweifen in Metaphysik, in Ungenauigkeiten, schien der Ort zu
fördern –
Wieder dieses anfängliche Gefühl in mir –
Die zerrenden Kräfte aus dem Innern der Erde –
Versuchten diese Kräfte mich hinwegzuzerren von der Wirklichkeit?
Diese Schlittenhunde des Unbewussten –
Oder waren es die starren Blicke der Priester?
Starr und furchtbar –
Hypnotisch –
Kalte, starre düstere Bilder im Zwielicht.
Diese Augen –
Gehilfen des Satans, Augen des Satans. Oder Gehilfen des Kristalls?
Oder beides zusammen als unlösbare Einheit, als flackernde, künstlich
wirkende Lichtklammern.
Und wieder Benommenheit –
Steigende, wachsende Benommen. Und Licht. Zerbrechliches Licht –
Durchdringendes Licht –
Licht von innen.
Aus den Nerven, entlang der Nerven, strömten wieder Erinnerungen,
Erfahrungen durch mich hindurch, erwachten, wurden neu geboren.
Erinnerungen, Erfahrungen mit dem Auftrag: Zu erschrecken, zu
ängstigen. Merkwürdige Gefühle des Öffnens, des Verschiebens
geistiger Inhalte. Zeit, Raum, stürzen zusammen wie gesprengte
Schornsteine.
Geistige Wirbel schnurren –
Innere Wirbel –
Erzeugt von Luzifer, vom Lichtträger selbst.
Innerer Phosphor –

Gelenkt von Luzifer –

Visionen –

Zerstäubt, umgewandelt vom leisesten, geistigen Windhauch –

Ich wünschte, Angsturlaub zu nehmen, Urlaub von der Angst –

Doch –

Die Visionen waren da. Der offensichtliche Wahnsinn war da –

Verrückt –

Aber –

War dieses Heraustreten des Körpers am Ende doch wahr, dieses geistige Verschleppen in Unwegsames?

Ich saß zwischen sanften Hügeln und staunte.

Und dann –

Bemerkte ich, dass dieses Zustände nicht länger der Irrealität angehörten.

Sie waren real.

Blinder Alarm des Geistes?

Und dann –

Bemerkte ich, dass dieses Licht die Natur des Feuers war.

Denn –

Der Mensch besitzt dieses Feuer, nur der Mensch.

Sinnvolle Anwendung erwärmt und belebt –

Und,

Das Ende ist brutal.

Die Steigerung des Feuers verbrennt, löst auf, vernichtet.

Unbestimmtheit ist dieser Zustand. Verschlingen ist dieser Zustand.

Kontrolle ist des Menschen Pflicht, ist des Menschen Macht. Seine einzige Macht über Licht und Feuer.

Ja, das ist es.

Ich glaubte es fast, dass dieses Feuer das legendäre Höllenfeuer war, und als Vollzugsgehilfe die legendäre Schlange. Die schlafende Schlange, darauf wartend geweckt zu werden, wie der Prinz im Märchen.

Der arme, der rationale Prinz –

Der Wissensstand von Prinzen war noch nie sehr hoch –

Und beim Irren?

Beim falschen Wecken?

Beim falschen Gebrauch der Methode, beim falschen Tun?

Es tauchen Gerüchte auf –

Nämlich –

Dass Heulen und Zähneknirschen sein werden –

Symbolisch betrachtet, gedrängt betrachtet, beobachtend betrachtet.

Natürlich symbolisch –

Es tauchen Gerüchte auf –

Dass die Trugbilder der Hölle, höllische Visionen, dadurch geschaffen werden.

Nur durch falschen Gebrauch?
Dass banale Vergnügungen, Reichtum, Ruhm, Eitelkeiten, dadurch geschaffen werden.
Also doch neue Varianten –
Zum Beispiel:
Korybantismus –
Hörten die Alten diese Dinge wirklich?
Nämlich: Stimmen und Töne. Dinge, die nicht da sind –
Zum Beispiel:
Frenesie –
Sehen von Phantombildern, Sehen von Formen, Sehen von Erscheinungen. Dinge, die nicht existieren –
Halb Zweifel, halb Glaube –
Halb Ende, halb Anfang –
Mein Denken –
Zwei Schatten, vier Schatten, übereinandergelegte Schatten.
Ja –
Und durch das Licht, das innere Licht, werden die Wesen aufgelöst, aufgesaugt. Seine Lichtströmungen höhlen aus wie Wasser, verzehren das Wesen wie Feuer. Erste Überlegung, zweite Überlegung.
Schlagartig wurde mir klar:
Die Dämonen, die schwarzen Götzen, waren Kinder des Feuers.
Verurteilt durch Feuer, erzeugt durch Feuer, durch Licht.
Die Dämonen waren Kinder des Lasters, des Ausflusses von Lastern.
Und jedes Laster besaß seinen Dämon.
Wirklich?
Ja, Leben und Tod, zum Greifen nahe. Also waren die Berichte aus Tibet möglicherweise doch wahr –
Dass –
Lamas einen Turpa erzeugten, eine Phantomfigur, die meist nicht mehr vernichtet werden konnte. Nur mit vereinter, nur mit äußerster Willenskraft konnte sie wieder aufgelöst, zerstört werden.
Eine Figur, eine zufällige und keine zufällige Figur, zum Begleiten, Sprechen, Tanzen, Singen usw.
Was Wunder in den endlosen, menschenkargen Weiten Tibets.
Nur Hunde der Phantasie? Ohne Hundehalsband? Mit schwarzen Augen. Von allen gejagt und nie gesehen? Nie gehört?
Geistige Fieberkurven der Menschheit?
Geistloses Labyrinth?
Möglich plus unmöglich –
Doch zurück –
Zurück zum Konkreten –
Zurück zu den Trugbildern von vorhin –
Zu den Spuren von Ordnung –

Zu des Menschen Ordnung –

Ordnung bestimmte immer den Menschen, war sein erläutertes Bedürfnis. Deshalb auch die Sieben als heilige Zahl. Als Minimum der Ordnung stand sie für sieben Ebenen, für sieben Zustände.

Ja, und diese Zustände, die nirgendwo hingehörten, mussten erreicht, erlangt werden.

Von wem?

Vom Adepten natürlich –

Und in der Tiefe kräht der Hahn.

Als Geächteter.

Viermal, fünfmal.

Aber es gab Werkzeug dazu. Himmelsleitern wurden gebaut. Mit sieben Sprossen natürlich. Und die Sprossen hatten verschiedene Farben.

Ähnlich den Regenbogenfarben.

Natürlich –

Leiter, Tugendleiter, Himmelsleiter. Engel steigen auf und nieder.

Flüstern zu Jakob im Traum. Trappeln von einem Zustand zum anderen.

Spirituelle Hauptströme werden umgeleitet –

Jetzt –

Die Interpretationen nähern sich dem Tollhaus –

Waren auch die Sephirots der Kabbala der Universalschlüssel zum Schloss der Erleuchtung?

Nur –

Die Erleuchtung kam von oben. Wurde im Kopf geweckt. Polterte vom Kopf aus durch den ganzen Körper.

Und der Gegensatz?

Die Erleuchtung kam von unten.

Polterte von unten nach oben. Die Schlange der Inder, die Kundalini war schon immer erdverbundener. Keine europäischen Höhenflüge, bitte. Die sieben Chakras wurden mit und ohne Stop durcheilt.

Ein Schnellzug auf einer signallosen Strecke.

Hamburg/Altona via Berlin. 600 Kilometer ohne Wiederkehr. Eingleisig.

Und dann –

Reif für das Schizophrenenkurhotel?

Waren auch die Berichte der Bibel wahr –

War auch die Schlange im Paradies wahr?

Die Schlange als Stufen der Erleuchtung gedacht, als Erlösungsprogramm.

Und: Falsches Programm, falsches Ergebnis.

Lapidar: tot.

Die Schlange tötet. Zumindest: Die Schlange vertreibt. Aus dem Paradies.

Alle –

Zuerst: Adam und Eva.

Selbstverständlich –

Also:

Das Programm ist wichtig. Das richtige Programm. Ohne Decknamen. Ohne Code. Ein gutes Programm. Und dann: Fröhliche Weihnachten, fröhliche Erleuchtung –

Jetzt bin ich der Erkenntnis direkt auf den Fersen, merkwürdigen Einfällen immer näher –

„Und noch eine Überlegung", sagte der Geheimrat –

Noch ein paar neue Schrecken –

Ja?

Gott wohnt im Rückgrat.

Zumindest nach diesen spiraligen Gedanken, diesen kleinen Ebenen, diesen Schlangen und diesem Zustandsgeflüster.

Gott hat den weißen Laborskittel ausgezogen, schwenkt ihn als Fahne der Aufgebung, und ist ins Rückgrat zurückgeklettert.

So einfach ist das.

Wer sollte nämlich sonst im Rückgrat sitzen?

Wer sollte sonst die Karren der Erleuchtung karren?

Die Karren von einer Ebene zur anderen rollen?

Für diese exklusive Aufgabe bleibt nur Gott übrig.

Natürlich –

Ohne Frau und Kinder –

„Alles Geschwätz", sagte der Teufel und lachte in den Abgrund.

Doch –

Geistbeschattet oder nicht –

Es gab ein universales Wissen um diese Dinge.

Es gab und gibt: Den Äskulapstab am kraftlosen Medizinerarmeeärmel aufgenäht, vergessenes Zeichen von vergesslichen Eingeweihten.

Es gab: Die Schlange der Pharaonen, ausgeflossen aus Steinpharaonen und Lebendpharaonen.

Auf ihren Köpfen zu Hause –

In ihren Köpfen zu Hause?

Gab es in und auf den Köpfen Wissen um diese Dinge?

Und es gab: Schlangen, kalksteingeformte, granitgeformte, sandsteingeformte, marmorgeformte.

Sie zitterten, krochen, bluteten und lebten auf allen Tempeln.

In Südamerika, in Asien und anderen bleichen Weltwinkeln.

Schluss damit!

Schluss mit der Schlange –

Symbol und Wirklichkeit.

Schlangensymbol und Feuerwirklichkeit.

Wirklich ist das Feuer –

Das Feuer in mir. Das Feuer in der Schlange.

Und nicht die Schlange hat sich meiner bemächtigt.

Schluss mit der Großaufnahme von Schlangen –
Feuer und Hölle –
Gesucht und verabscheut.
Wichtig wie Suppen und Bier –
Gegessen von Mystikern.
Das Feuer aus der Schlange.
Das Feuer aus der Schlange, aus der Hölle.
Traum und Alptraum aller.
Konkret –
Nur das Feuer macht es.
Nur das Feuer gibt Gewissheit.
Und die Friedhofsträumereinen von Jakob Böhme und Meister Eckhart
sind Feuer und die von Sufimeistern und von anderen.
Unverdrossen geträumt.
Träume sind es, gemein und sterblich –
Träume durchkichert vom knochigen Gevatter Tod.
Ja –
Gott hetzt seine Kreaturen über die Erde. Findet immer neue Versionen,
hält neue fröhliche Lichter für sie bereit.
Und der Mensch?
Er wehrt sich, er verändert sich.
Erfindet Gut und Böse für diese schläfrigen Zustände, für diese kühlen
Träume, für die brennenden Feuer in ihm.
Und der böse Mensch?
Ein lebendiges Stück Böse, ein dünnes Bündel Negativgedanken.
Populär gesagt –
Der Böse hat den falschen Zustand erwischt. Ist aus dem inneren
Gleichgewicht geworfen worden, hat eine angenehme Balance verloren.
Und der gute Mensch?
Negativ plus negativ:
Keine Lüge ertappt ihn. Keine böswilligen geistigen Abwesenheiten.
Sein Zustand gleicht der milden Frühjahrsonne, die durchs Fenster
scheint.
Wie einfach!
Biblische Taten, Mördertaten, Gräueltaten, Feenstaten, nur ein
Zustandsding. Einfach losgerissen, einfach autonom gemacht vom
jeweiligen Menschen.
Dies erklärt den feinen Unterschied.
Den feinen Unterschied des Absurden. Das Absurde hat keine
Möglichkeit zu verschwinden.
Populär gesagt –
Die unerklärlichen Mordzustände, die rätselhaften Verbrechenszustände,
sind das innere verschobene Gleichgewicht.
Doch –

Die Strafe folgt auf dem Fuß.
Jawohl, Hohes Gericht: Fakten, Tatsachen, Beweise, Aussagen, Beobachtungen.
Verschobenes inneres Gleichgewicht?
Lächerlich –
Inneres Feuer bewahren, verzehrendes Feuer bewahren –
Lächerlich –
Fakten! Fakten!
Ein Besessenheitsfall. Ein Fall in unseren Tagen. Ein wehrloser, ein tragischer Fall. Und eine Reihe leerer Gesichter. Die Zeichen von Besessenheit waren gegeben: Für die Exorzisten, für den Klerus.
Die Zeichen der Nicht-Besessenheit waren gegeben: Für die Oberschichtmediziner, für die anderen Weißkittelzirkel.
Die Zeichen der Verschiebung des Feuers, des inneren Gleichgewichts, waren gegeben: Für die Betroffene.
Für die von innerem Feuer Betroffene.
Das Resultat:
Ein besetzter Sarg.
Und eine unglaubliche Begabung, von zwei Seiten auf den Sarg hinzuzielen.
Und dann –
Stilisierte Tränen.
Das Opfer?
Wehrlos!
Da noch gläubig und ungläubig.
Diagnose:
Nichterkennen eines Ausnahmezustandes.
Nichterkennen eines seltenes Zustandes.
Und dann –
Tablettenspielball und Exorzismuspuppe.
Einerseits: Erfahrungslose Situation.
Andererseits: Autoritätsgläubigkeit, Autoritätsdruck, Autoritätsgefummel, Autoritätsochsengebrüll.
Ein schöner Fall –
Ein tausendfacher Fall –
Ein richtungsloser Fall –
Eine Harmonie und eine Disharmonie der inneren Kräfte.
Wie gehabt –
„Ich überlege weiter", sagte der Kapuzinerpater zum Kapuzineräffchen.
„Ich bete."
Aha –
Beten beruhigt –
Deshalb beten so wenige.

Beten beruhigt, macht ausgeglichen. Mit Werkzeug oder ohne. Jede Routinearbeit beruhigt.

Rosenkranzbeten beruhigt. Sticken beruhigt. Stricken beruhigt.

Aber –

Gebetstrommel drehen ist eleganter.

Aber auch Weben beruhigt und macht die Webstuhlbesitzer reich.

Aber –

Sind sie die wahren Freunde der Menschheit?

Und auch für andere Spiele, für Überlegungsspiele, gibt es kein weißes Land auf der Karte des Gebets.

Nur herrliche Ungewissheit.

Denn –

Auch das Militär führt schließlich Spiele durch.

Zur Beruhigung?

Einerseits: Ja.

Andererseits: Nein.

Doch der wolfsäugige Wahnsinn darin ist ursprünglich, ist religiös, ist Harmonie-Disharmonie.

Nur sind profane Halluzinationen beweglicher, beliebter, trickreicher.

Erzeugen bei grauhaarigen Generälen verschwitzte Ärmel und gespitzte Ohren.

„Abraumhalden von geistigen Quacksalbern", sagte der Sanitätsgefreite zum Sanitätsobergefreiten.

Denn nur –

Fortwährende Konzentration, Jahre, Jahrzehnte dauernde, auf eine gewisse Form, einen gewissen Gegenstand, bringt das Resultat.

Bringt was?

Bringt, aber nur im Christentum, im pathologischen, paranoiden Christentum, Erfolg.

Bringt Punktdenken mit sich. Ist Denken wie ein Lichtpunkt.

Bringt Stigmatisation. Als Resultat des paranoiden Denkens, als Konzentrationsbelohnung.

Und dazwischen ist das Schweigen des Henkers.

Des Henkers Jesus –

Denn –

Die Konzentration auf Jesus, aufs Kreuz, auf die pathologische Situation, macht es, führt zum Erfolg.

Dank dem Henker!

Denn –

Nur im ehrlichen Christentum ist dafür Raum, Raum für Verehrung von Krankheit,

Heilig oder krank?

Doch –

Stigmatisation ist heilig und krank!

Aber nicht immer ist krank heilig.

Oder doch?

Aber –

Viele alte und junge Frauen weinen Tränen um die Kranken und Heiligen.

Aber –

Viele alte Männer weinen Tränen um die Heiligen.

Also –

Krankheit ist Besessenheit. Krankheit ist die Vorstufe davon.

Stigmatisation trägt die Zeichen der Besessenheit.

Besessenheit trägt die Zeichen von Stigmatisation.

Denn –

Krank sind beide. Krankheit durchwandert mit ihnen das Leben, durchwandert das überschwappende Nervensystem.

Denn –

Die Zeichen sind da.

Und dann noch die taktvolle Frage:

Warum verehren die Menschen Krankhaftes? Warum machen sie Kranke zu Heiligen? Warum verehren sie bis zum Hals im heißen Sand Eingegrabene, bis zur Blindheit in die mittägliche Sonne starrende nackte Wilde? Warum verehren sie nach Fäkalien stinkende, auf schwindelnd hohen Pfählen sitzende, menschliche Roboter? Warum verehren sie mit eitrigen Wunden bedeckte, stumpfsinnig vor sich hinstarrende Kranke?

Ja –

Vielleicht sind es himmlische, in den Himmel zurückradelnde Radfahrer? Ich glaubte es doch nicht ganz.

Mein eigentlicher Zustand, die Benommenheit, hellte sich etwas auf.

Jedoch meine Gedanken waren über die ganze Welt verstreut.

Sternschnuppen des Geistes: Verglühend und verbrennend.

Vielleicht rußgeschwärzte Reste Baphomets in mir.

Aber –

Satanische Maßstäbe sind immer etwas verwirrend.

Denn –

Ich konnte die einzelnen Zustände nicht mehr unterscheiden, nicht kontrollieren, nicht einordnen.

Jetzt war ich weit draußen und war angefüllt mit blauem Meerwasser.

Nein –

Jetzt zogen alle verschiedenen Teufel, alle Formen des Bösen, durch mich hindurch.

Ja –

Und jetzt waren alle Teufel in mir versammelt. Hielten Ratschlag ab, um neue Stufen des teuflischen Wahns zu erklimmen.

Nein –

Keine milde Wacht!
Jeder Teufel, jede Form des Bösen, schien für einen anderen Zustand
verantwortlich, für andere Gesichter, andere Visionen in mir.
Ja, so war es!
Erst waren es Götzenbilder des Todes, dann waren es Todesmuster,
dann stand Moloch für das kinderverschlingende Verhängnis und dann
Satan für Hass.
Und die Ausschweifung war Lilith, Astarte, Nahama.
Und weiter andächtig aufgezählt:
Adramelech war Mord und Belial Aufruhr und Anarchie.
Unmenschlich und doch menschlich diese Symbolfiguren der Empörung
gegen Gott.
Alle, alle waren sie da.
Was macht der Mensch kurz vor dem Wahnsinn?
Dumme Frage –
Selbstverständlich.
Er ruft nach Gott, oder seinen Stellvertretern.
Ich rufe also nach Michael. Dem Erzengel natürlich.
Warte –
Obwohl unüblich im göttlichen Betrieb, räume ich eine
Erscheinungsweile ein.
Ja –
Kein Michael, um sie alle in den Abgrund zu schleudern. Ahriman, Seth
und den heimtückischen Loki. Und Loki spielt vor mir, mit mir, seinen
Lieblingszeitvertreib. Er ist Adept, Zauberer und Champion zugleich. Ich
sah ihn als tierköpfiges Ungeheuer mit struppigem Haar, mit
Fledermausflügeln und mit Hörnern.
Immer näher, immer unheilvoller.
Ich sah ihn mit verführerischer Vorderseite, sah durch ihn hindurch, sah
in einen Spiegel, sah die Rückseite und sah Kröten und Schlangen
krabbeln.
Bleiche Panik macht sich in mir breit und schwache Abwehr.
Ich fühle mich geistlos, atemlos und kinnlos.
Und –
Ich sah ihn als Menschenfresser. Beißend in knackende, krachende,
splitternde Menschenschädel. Blutlose Schädel und nutzlose Schädel.
Und ich sah es –
Es waren Pfaffenschädel. Pfaffenschädel als amorphe Masse zwischen
den gelb leuchtenden Hauern Lokis. Sterblich und nicht sterblich, sattes
Behagen plus Schuld.
Und Loki als Antichrist.
Als kleiner klerikaler Widersacher, als päpstlicher Außenposten, als
göttliche Urlaubsvertretung.
Doch –

Meine Sinne funktionierten wieder. Die Visionen waren also doch keine lokale Deprivation, keine rückläufige Schädigung meines schwindenden Gehirns, sondern Teil der Geist-Teufel-Blut-Kampagne.

Ich sah eine Zahl aufflammen, eine Formel aufleuchten. Aus den Augenwinkeln.

Von rechts –

Nein –

Von links –

Nein –

Von oben.

Ja – Nein –

Doch –

Spiegelbildlich.

Eine Eingebung des Antichrist?

Brennt Loki eine weitere Furche ins Gehirn?

Möglich –

Oder ein Trick, eine Halluzination, ein nervöser Seitenblick?

Jetzt –

Noch eine volle Umdrehung an meinen Nervensträngen und sie werden gerissen baumeln, anzusehen wie Turnhallenseile, an denen krebsrote Gymnasiasten hängen, verlängert durch ausgebeulte Trainingsanzüge.

Dunkler Widerstand ist in mir.

Doch die Anwesenheit der Zahl ist mächtig.

Übermächtig.

Jetzt –

Ja –

Lachen ist Lachen. Weinen ist Weinen. Zahl ist Zahl.

Die Zahl flammt auf. Langsam, schnell. Müde und abnehmend.

Bescheiden und kopfschüttelnd.

Rollt auf mich zu, flackernd wie ein trunkener, tosender, pappnasentragender Karnevalszug, wie ein ängstlicher, fackelschwingender, kuttengekleideter, drachenabwehrender Schützenverein.

Ja –

Und erfasst mich.

Oh –

Gefährdete Zukunft!

Brennt sich mir in die Haut, markiert mich wie einen stumpfsinnig brüllenden Ochsen, wie ein argentinisches Steak. Macht eine Portion Fleisch aus mir.

Oh –

Gefährdete Zukunft!

Doch –

Kein Schmerz, nur langes Achselzucken folgt. Intuitives Achselzucken.

Ich lese die Zahl.

Geleugnete Finsternis, geleugneter Augenblick.

Es ist die Zahl 666.

Wissende wissen jetzt. Doch ich wusste nichts.

Die Zahl 666. Hirngespinste aller und weniger. Der „Großen Tiere" und der kleinen. Der ewigen Winter und der nicht ewigen.

Quersumme plus alternierende Quersumme. Fertig ist der Zauberspruch.

Fertig ist die Wirklichkeit.

Aber –

Die Zahl 666 ist in mir. Ist auf mir. Ist um mich.

Ja –

Trickreicher Baphomet! Glorreicher Satan und liebenswürdiger Leichenbestatter!

Denn –

Die Zahl 666 ist Baphomet, und Baphomet ist die Zahl 666.

Und –

Lebendig oder tot. Der argwöhnischen Täuschungen sind viele.

Diesmal jedoch –

666 ist die Zahl des Tieres.

Welchen Tieres?

Des formlosen Tieres, welches hinter dem Rücken eines jeden wächst, die Zahl der Verblendung, Erblindung und Faszination.

Und –

666 ist die Zahl des Menschen, der Sünde, der Finsternis, des Krieges.

Und, und......

Drachen, Drachendamen, Drachenherren, Drachenkinder.

Negativ und negativ.

Böse und Bösewicht.

Also –

Ein müder Gedankensprung.

Die Zahl führt zum negativen Negativ. Ohne Plus zu werden. Führt immer zur Deutung von negativen Persönlichkeiten.

Persönlichkeiten?

Ja –

Welttotengräber, Schweinehöhlenbesitzer, Wasserfallredner, Kakerlakenzüchter und dicke Märchenerzähler.

Und?

Führt zu Apokalyptikern, zu mit Schweinsbratenwürstelfingern drohenden, kotrührenden, auf Ersatzkassengebissen pfeifenden Apokalyptikern.

Ja –

Ausuferndes Sterben und Überleben.

Ausufernde Selbstgespräche.

Ist es Baphomet?

Ist es Baphomet, der geistaufblasende, riesengroßmäulige Baphomet? Ist Baphomet in mir? Ist es nicht seine strahlende Stunde, einer seine lausigen Tricks?

Ja –

Denn –

Die Zahl ist verschwunden. Und er wechselt mit mir, in mir, ins Tierreich über, in den Urzoo. Wechselt aus bestimmten, finsteren Gründen.

Er ist süße, mittelalterliche, kirchenväterliche Versuchung, eine Schlange mit Eidechsenkopf. Mit rhythmisch tanzendem Eidechsenkopf. Kein Feuersalamander.

Nein –

Sondern –

Schlange mit Eidechsenkopf, ohne jeden Anstrich von Menschlichkeit. Unwillkürlich blicke ich auf meinen salamanderschuhbedeckten Fuß. Soll ich, nein, muss ich damit den Schlangenkopf zertreten?

Wie in den Schriften?

Oder –

Ist der Fuß, als Zertreter, ein gefallsüchtiges Werkzeug des Teufels, ein Symbol?

Und das Ganze nur ein menschliches Haschen nach Glückssternschnuppen, ausgelöst vom Obstler saufenden Teufel? Mein menschliches Haschen nach dem Widersacher?

Vielleicht –

Denn der Teufel ist längst unterwegs zu neuen Ufern, zu gezuckerten, bonbonfarbenen Phantasieinseln.

Er dringt in mein Gehirn, durchdringt es als gelbbraunes Licht und ist Bocksfigur, Dämonensohn mit Dämonenschwestern. Kommt mit Hexen und allerlei krabbelnden, sabbernden, speicheltriefendem Gewürm. Stürzt kilometerweit von mir weg und ist wieder da.

Als Höllenfürst jetzt, als dreigesichtiger Höllenfürst mit Krone. Kriecht langsam um mich herum, schwimmt dann ein Stück und lacht. Lacht, wie nur ein Teufel lachen kann.

Ja –

Wie lacht ein Teufel?

Ich sehe es deutlich, der Teufel hinkt. Kein Bocksfuß, nein, der Teufel hinkt mit freundlich glattem Grinsen, auf glatten Beinen.

Und –

Der Teufel lacht wieder wie ein Teufel. Das Hinken, keine Kriegsverletzung, kein Stalingradandenken, auch keine erfrorenen Füße mangels weißblauer Kniestrümpfe, nein, eine Sturzverletzung.

Ja –

Hunderttausende sind schon gefallen, aber noch keiner aus dem Himmel. Nur der Teufel. Ohne Fallschirm.

Wie Gerüchte glauben machen wollen.

Trotzdem –

Der Teufel ist gut gefallen. Denn: Viele wären sicherlich tot nach einem solchen Sprung.

Spricht wieder der Teufel in mir, der scheunentorgroßmäulige?

Ja –

Denn, ich hangle mich von einer luftigen, geländerfreien Gedankenkonstruktion zur anderen.

Nur der Teufel kann das, nur Baphomet bewirkt es, nähert sich immer wieder, mit Teufelsverschwörung, Hexengeflüster und Bösewichterweisheiten.

Satan –

Als Herr der schwarzen Seelen, als monumentaler Verdreher, als Prinzipienvernichter des Göttlichen.

Vielleicht hatte er schon gesiegt?

Vielleicht hatte er schon über mich gesiegt?

Hatte er geistige Krankheiten pünktlich ausgelegt?

Oder siegt er nie?

Oder siegt er immer?

Sicher ein heikle Sache.

Für wen?

Für den Teufel oder mich?

Ich jedoch baue wie ein dreijähriger lachender Säugling an einer neuen Gedankenkonstruktion.

Denn –

Vielleicht zerstört der Teufel nicht, sondern reguliert er nur.

Reguliert was?

Inneres, Äußeres, Obenliegendes, Untenliegendes, blau und weiß.

Reguliert. Psychisches natürlich.

Natürlich –

Hundert senile Schwätzer marschieren gelassen schwätzend in den Tod.

Und –

Ewiges Gut und Böse. Ewige Nachtfahrt, ewiges Ertrinken und ewiges Starren in den Himmel und sonnenabgewandtes Gebet.

„Ein neuer Einwand", sagte der Teufel.

Ja, bitte!

Die Yesiden verehren mich wie Gott. Und sie haben recht.

Sie beten die Engel an und haben recht.

Sie beten die Hierarchie der Engel an und haben recht.

Wieder die vom Teufel ausgehende Paranoia, die ich spürte?

Ja und nein?

Oder entsprachen auch hier die Hierarchien der Engel, das Wandern von Ebene zu Ebene, je nach Wichtigkeit der einzelnen Engel, meinen anderen Überlegungen?

Meinen Überlegungen von sieben Ebenen, von sieben Zuständen?

Vom Teufel eingeflüstert? Vom Teufel ausgeheckt?
Ich wusste es nicht.
Doch ich wusste genug, um zu wissen, dass der Teufel mich quälte, mit
Spukgestalten, als mystischer Bräutigam. Ich sah ihn schwimmend
inmitten eines fiebrigen Feuerstromes, Verdammte fressend.
Er quälte mich.
Ich sah ihn, wie er große Kessel schürte, in denen die Verdammten
brannten. Ich sah angstverzerrte Gesichter, Fratzen.....
Und ich sah.....
Krankheit, grauen, Tod, Besessenheit.....
Und ich sah......

## FOLGT DEM WANDERER!

Als ich den Wächter der Schlangen erreicht hatte,

und als die Zeiten sich auflösten,

folgte ich dem Wanderer,

ging mit dem Führer der Lüge

und sah denjenigen,

durch dessen Licht der Mond einmal wächst

und wieder abnimmt.

## 4. Die Hüter der Schwelle

Töne, Bruchteile irdischen Schalls, bringen mich wieder zurück.
Unsichtbare, lange, schauervolle Töne.
Und dazu Stampfen, rhythmisches Stampfen. Es ist eine Musik, wie ich
sie nie jemals hörte. Wie der schrille Schrei einer lauten Frau, in einer
schrillen Sprache. Keine Klagetöne.
Nein –
Panisches Entsetzen quillt aus unsichtbaren Instrumenten hervor, aus
der Finsternis. Wie der erstickende Schrei von mutterlosen Säuglingen in
der Nacht. Wie aus Musikinstrumenten des Teufels.
Eigentlich –
Eine unbeschreibliche Musik.
Dann wieder abnehmend, beinahe ersterbende Musik.
Nein –
Krankhaftes Gekrächze.
Besser –
Nicht beschreibbare Töne.
Und ich sehe die Priester wieder. Sehe sie um mich stehen, als wäre
keine Zeit verflossen, als wären keinerlei Ereignisse abgelaufen.
Und vielleicht ist es so.
Sie starren mich unverwandt an.
Hatte ich in Wirklichkeit nur phantasiert und halluziniert?
Hatte ich überhaupt etwas gedacht und wahrgenommen?
Ich wusste es nicht.
Und warum die Musik?
Und ich sah immer noch den Kristall in mir. Unverändert, unwirklich,
unscheinbar. Es war ein schier hemmungsloses, fortgesetztes
Hineintaumeln von einem inneren Auflösungsprozess zu einem anderen.
Mit zeitweise klaren Momenten.
Mit zeitweise Visionen.
Und mit zeitweise Unerklärbaren.
Waren es die Priester? War es die Musik? War es der Kristall? War ich
es selbst?
Oder war es das alles zusammen?
Aber bevor mir jede Einflussnahme, jede Unterscheidungsmöglichkeit,
darauf verloren zu gehen schien, bemerkte ich ein Öffnen des Geistes,
ein langsames Öffnen der inneren Räume.
Wissende ahnen jetzt. Doch ich ahnte nichts.

Deshalb –
Schweigen gebiert Schweigen.
Eine unwirkliche Starre schien über mich zu kommen.
Wie die Starre eines Schwertschluckers. Begann ich ein Weiser des
Todes werden?
Oder war dieser winterbleiche Schlaf, dieser Trancezustand, der
kommende Tod?
Und in diesem Trancezustand sah ich das Gerippe der Welt, das
Gerippe der Gebirge, das Gerippe des Steins und sah das Gerippe des
Feuers.
Sah aber auch –
Sah den Priester.
Er schien eine Art Ritual durchzuführen. Gemüsemann,
Weihnachtsverkäufer, okkulter Blaubart?
Jedenfalls war plötzlich eine Waffe da. Materialisiert oder einfach
weitergereicht von einem anderen Priester.
Wer weiß?
Irgendwo wurde irgendwann ein alter Mann von einem Dachziegel
erschlagen.
Warum?
Die Waffe, eine Art Schwert, leuchtete matt phosphoreszierend aus der
Dunkelheit.
Jetzt hielt sie der Priester in der linken Hand.
Abwartende, gleichgültige Banalität?
Wer weiß?
Und in der rechten Hand hielt er einen an dreifach gewundenen
Schnüren, aus feinen Knochen bestehend, hängenden Kessel.
Metzelei oder Wahnsinn?
Wer weiß?
Und zur Erfüllung aller rituellen Morgenwünsche stiegen aus dem Kessel
dünne Rauchschwaden empor.
Der Rauchgeruch?
Süßlich, geruchlos, säuerlich.
Kurz: Undefinierbar.
Vielleicht jedoch nur für mich undefinierbar.
Jedenfalls –
In der linken Hand ein phosphoreszierendes Schwert, in der rechten
Hand einen seltsamen Kessel.
Und der Kessel rauchte obendrein. Rauchte in edler Pose.
Aha –
Geistige Tanzschritte sind jetzt erlaubt.
Doch der Priester steht nur da und wartet.
Und die anderen Priester stehen und warten.
Und ich warte.

Ja –
Zuerst tänzelnde, rituelle Ordinärgeräusche. Luft-Wasser-Kosmos-
Blasenmusik.
Dann –
Der Priester mit zwei Utensilien und die anderen Priester.
Und jetzt –
Warten –
Warten als geistigem Zustand?
Warten als rituellem Abfall?
Oder Warten als rosarotes Sich -Recken für einen neuen Übergang?
Doch mein Geist wartet nicht.
Die Denk-Grübel-Phantasiekarawane bricht von Neuem auf.
Und nimmt mich mit.
Wohin?
Peinlich es einzugestehen –
Zurück zum Satan.
Zurück zum satanischen Satan.
Rückschritt? Fortschritt? Lärmender Übergang?
Denn –
Gurgelnd und hämmernd, die letzten zehn Sekunden Selbstvertrauen
von mir nehmend, taucht die Göttin Kali auf.
Taucht auf –
Wie ein aus der Hölle aufgestiegener Ballon, angefüllt mit Lachen,
Weinen und rosaroten Bonbons.
Kali –
Wild tanzend, schwarz wie eine Wolke, in dunkle Gewänder gekleidet.
Und Kali –
Zeigt die Zunge, die wie ein wütender, abschiednehmender
tiefschwarzer Trauerflor in unsichtbarer Bewegung knattert. Beißt mit
furchterregenden Zähnen gerade in eine Leiche.
Fast wie Loki –
Fast wie der Teufel –
Doch es ist Kali, die Göttin der Nacht. Mit gesetzten Schritten eintretend
nehmen die Engel auf Stühlen mit hohen Lehnen Platz.
Und –
Die unvermeidliche Girlande von Schädeln baumelt spielerisch,
fächerförmig, um Kalis Hals. Flüsternd und tuschelnd nehmen die
haarsträubenden, schreckenserregenden Aspekte des Dunklen wieder
ihre Stellung ein.
Haarsträubend, illusionssträubend, glatzensträubend.
Sause ich wieder im Rückwärtsgang den teuflischen Müßiggängern in
die manikürten Hände?
Jetzt in der Form von Kali.
Von Mal zu Mal –

Kali, die rosige Erfindung von Wenigen, von Außenseitern, von Menschen am Rande der Gesellschaft lebend.
Kali, ein wildes, rasendes, unbeherrschtes, sich die Frisur zurechtzupfendes Phantasiewesen. Geschlechtslos kollidierend mit Geschlechtern.
Kali, durchfroren, durchnässt, ausgehungert auf Verbrennungsplätzen hockend, mit einem Gesicht schwarz wie Tinte.
Und wieder beginnt für mich die Flucht in die Schatten.
Ohne dabei Hilfsmittel, ohne Teufelswerkzeug mitzuführen.
Nämlich –
Kali, berauscht vom Blut, wirft unter lautem, johlendem Gelächter abgeschlagene Köpfe durch die Gegend.
Es ist eine Lust zu leben.
Aber Kali lebt.
Mit oder ohne Lust.
Von allen Seiten, von allen Himmelsrichtungen zugleich, prügelt sie mit immer neuen Formen und Erscheinungen auf mich ein.
Nur Visionen?
Nein, nur geistiger Antriebsmangel, die Gestalten, die winkenden Symbole zu haschen.
Kali –
Grinsend , auftauchend wie Luftblasen aus dem Meer, ohne sichtbare Quelle. Vergehend, entstehend mit tuschelnden Forderungen an mich.
„Verbrennungsplätze", flüsternd, befehlend.
Hat auch mein Herz sich in einen Verbrennungsplatz verwandelt?
Ist auch mein Verstand neu angesät worden?
Oder lebt der Verstand jetzt anders?
Nur fünf Minuten lang.
Wird er genährt mit verstümmelten Befehlen?
Doch –
Die Multiplikation von Stufen führt zur Treppe.
Ja –
Zu einer gepunkteten, formlosen, strahlenden Treppe.
Zu einer Treppe des Lichts –

Alchemistische Wiederspiegelung

Die Dame Alchemie.


Wieder hervortretend aus dem Spiegel ist mein Weg in die Spiegel mysteriös geblieben.
Doch –
Suchende Hände finden immer einen Halt.
Wirklich?
Denn –
Umformungskunst hin, Transmutation her.
Die geistigen Unterrichtsstunden schreiten fort.
Vielleicht hatte ich bisher zu wenig Seitenblicke riskiert?
Oder es waren Seitenblicke nicht nötig.
Oder hatten die Priester zur Gegenverschwörung angesetzt? Oder? Oder?
Hatte vielleicht eine Art Läuterung schon eingesetzt?
Denn –
Ich sah die Parallelwelt der Alchemisten sich wieder andeuten, sich ankündigen. Oder war diese Welt schon immer mit im Spiel?
Ich wusste es nicht.
Doch dies wusste ich –
Ich war niemals ein strudelnder Adler, der Mercurius der Alchemisten, gewesen. Oder doch?
War ich noch zu sehr in ungereinigter Form, war noch nicht Rebis – die res bina?
War der Schrecken noch nicht genug?
Ja –
Und war daher noch nicht empfänglich für die „Materia prima", die ich selbst war.
Und war auch noch nicht androgyn, noch nicht weiblich/ männlich, noch kein zweiköpfiger Mensch.
Zweiköpfig wie im Kinderalchemistenbuch, das Rote und das Weiße vereinigend.
In einem Körper selbstverständlich und mit unschuldigen Augen.
Ja –
Und wie sollte ich wohl chymische Hochzeit feiern, die Sonne und den Mond sich umarmen lassen und mercurius plus sulphur zusammenbringen.
Jedoch –

Gewisse alchemistische Wächter vom Rande der Symbolwelt waren
doch gekommen. Waren schon erschienen.
Nämlich –
Der Kristall war das Brautgemach, war das alchemistische Gefäß, in
dem sich mercurius plus sulphur verbunden hatten.
Wirklich?
Zweifel sind angebracht.
Und gab es auch noch viele Schlangen?
Wo?
Im Gehirn, im Rückgrat, in Phantasien.
Aha –
„Steig noch höher und achte auf den Rückweg", sagte ein hilfloser
junger/alter Mann.
Die eherne Alchemistenschlange war es, am Kreuz, ums Kreuz sich
windend, als fixierte Materie.
Und dann noch die Schlange, die unerweckten Kräfte verkörpernd, die
ungeläuterte Materie verkörpernd.
Wie gehabt –
Die Schlange irrt im Sumpf umher und will lebendig werden.
Wie kann eine tote Schlange im Sumpf herumirren?
Und dann doch –
Es gibt den Pelikan.
Den alchemistischen Pelikan.
Der Pelikan reißt sich unverzagt und entschlossen die Brust auf.
Und Blut erscheint. Rubedo.
Jetzt –
Die Positionen werden getauscht.
Denn –
Die sich rötende Materie verwandelt sich in ihr eigenes Blut.
Kreislauf geschlossen. Ouroboros erscheint.
Wunschphantasien werden unter Hausarrest gestellt.
Denn –
Auch der Fuchs ist rot.
Ja –
„Im alchemistischen Bodensatz finden sich immer mehrere
Symbolkrücken", sagt der ABC-Schüler.
Und ein neuer kopfschüttelnder Hinweis.
Das Blutritual –
Regen trommelt auf das Gehirn des Ungeläuterten.
Aber –
Als unverbesserlicher Narr kehre ich in den Spiegel zurück.
Ja –
Die Treppe des Lichts.
Führt zu einem Krieg im Himmel und zu einem Frieden in der Hölle.

Ohne den gewohnten Rückzug, ohne das gewohnte Gleichgewicht.
Gemeint damit –
Der innere Zustand oder der Zusammenbruch der Zeit.
Und dazu kommt –
Eine Vision, zwei Visionen. Überall Visionen.
Hatte ich eine Vision gehabt, ähnlich wie in den Totenbüchern der
Mayas, des Islams, der Tibeter, der Ägypter, der katholischen
Sterbeliturgien?
Denn –
Einmalige böswillige Verspieltheit. Auch das Totenbuch der Tibeter
beginnt mit dem Urlicht, führt zu immer weniger undurchschaubaren,
furchterregenden Erscheinungen.
Führt zu tierköpfigen Gestalten bis zum allegorischen Totengericht.
Führt zu, nein, erzeugt, Fleckenform, Verwandlungsform, Lichtform.
Licht lässt von allen Seiten riesige Formmonstren hoch sprudeln.
Erzeugt Weiß, taucht in der Mitte auf als weißes Rad, als göttliches Rad.
Und dann bläulich.
Wird zur bläulichen Hölle.
Wechselt zu Gelb, ist Juwel und zugleich Mensch.
Und Licht ist rot, ist der Lotos, und ist ernsthafter Hungergeist.
Dann –
Zuletzt Grün. Lichtausgespucktes Grün. Aufgebracht von den Göttern
des Kampfes.
Jedoch –
Weißgemälde, Gelbschatten, Rot- und Grüntränen sind Artefakte des
Gehirns, sind struppige Gehirnblasen, lokalisiert in den betreffenden
Furchen des Gehirns.
Sind –
Visionen der friedvollen, der schreckenserregenden, der
wissensbewahrenden Mächte. Sind feuerfangende, lichthaschende
Visionen.
Und der Sterbende hat sich zu hüten vor dem gleißenden Licht, vor dem
abgleiten in Lichtformen, hinführend zum Tier. Zum tierischen Zustand.
War ich ein Sterbender?
Vielleicht.
Jedoch –
Das Warten kehrt zurück.
Das Warten und der Priester.
Das Warten und die anderen Priester.
Warten amputierte Beine, Arme und Visionen?
Der Priester hat seine beiden Utensilein, vielleicht aus seltsamen
Gründen, vielleicht planmäßig, wieder verschwinden lassen.
Auch keine Musik, keine Musikgeräusche, mehr.
Nur Stille.

Dann –

Der Priester spricht.

Mit seelenverführender, menschenumklammernder Stimme.

Gibt Hinweise mit geschlossenen Augen. Gibt mir den körperverpuppenden Hinweis, dass ich nicht mehr als eine magische Puppe sei.

Nur eine magische Puppe. An den Füßen Marionettenschuhe mit gigantischen Kappen.

Eine Puppe, der er eine magische Flüssigkeit durch die Wirbelsäule rinnen lasse.

War dies der göttliche Folterer, der die Wirbelsäule aufbricht, um sich an den Kesseln der Nacht den Bauch zu füllen?

Oder war er eine freundliche, fürsorgliche Märchenfrau, mir den Zustand einer anderen Welt bringend?

Doch –

Die Stimme des Priesters, ein dunkles Tier in toten Winkeln, kehrt wieder.

Deutet an, dass dieser Zustand der Wächter der Schwelle sei, der Höllenhund der Griechen, der Kerberos.

Und sein Bellen sei es, wenn Hundegebell ertönt. Das Bellen des zwei-, drei- oder gar fünfzigköpfigen Hundes. Die Priesterstimme ermahnt mich weiterhin keine schlafenden Hunde zu wecken, und dass alle Geistesgegenwart und Vertrauen nötig seien, den Erkenntnisweg zu gehen.

Plötzlich begann ich zu verstehen.

Keine schlafenden Hunde wecken!

Aha –

Die Stimme wurde schwächer und schwächer und war nur noch fadendünn zu hören.

Doch –

Die anderen Priester waren jetzt da. Hantierten mit mürrischen Mienen an Geräten, ähnlich den mir schon bekannten.

Inflationäre Nebengeschäfte von mürrischen Charakterköpfen?

Möglich.

Trotzdem –

Rauch wallt auf.

Rauch kreiert Rauchformen.

Formen, ähnlich wie nie lachende, besenstielreitende Nonnen in langen schwarzen Gewändern.

Und betäubt, hebt mich auf, macht mich lichtdurchlässig, rauchdurchlässig.

Aber ich höre noch, dass, gleich uralten Flüchen, gewisse Formeln gemurmelt werden. Zauberformeln, Verschwörungsformeln, dunkle Versionen der Realität?

Vom Priester gemurmelt?

Oder von Hilfsgespenstern ächzend rezitiert?

Doch –

Mein Blick auf okkulte Niederschläge schwindet.

Denn –

Ich falle in einen Zustand zwischen Tod und Trance, in ein Labyrinth.

Und dann –

Realität oder Wahn?

Fragen –

Es werden Fragen an mich gestellt:

„Errate meinen Namen?", fragt mich das Wasser.

„Errate meine Gestalt?", fragt mich der Stein.

„Spürst du meine Glut?", fragt mich das Feuer.

Doch –

Ich errate nichts. Spüre nur die Glut des Feuers in mir brennen und denke: ´Besser im Feuer zu verbrennen als im Menschen.`

Und wieder Leere.

Eintauchen in die Leere und wieder Auftauchen aus der Leere.

Und –

Erst leise und weit entfernt, dann nah und deutlich:

Das Bellen vieler Hunde.

Die Hüter der Schwelle?

Unsinn!

Abgeschmackte, okkulte, magische Klischeebilder. Triviale Priestervorhersagen, seichte Mysterien.

Nein, es waren keine bellenden Hunde da.

Nur –

Die negativen Aspekte der Persönlichkeit schienen jetzt deutlich zu werden. Als Hüter, als bellende Hunde?

Und –

Besaß ich überhaupt Negatives?

Doch –

Die Formen wurden deutlicher, sichtbarer, erfassbarer. Ergaben langsam einen geheimen Sinn.

Es schien, als ob eine aus mir herauswachsende Form, eine von mir erzeugte Form meinen Lebenslauf, meinen Charakter und auch Karmagesetze begutachten würde.

Ein individueller Turpa?

Eine Art Turpa wie in Tibet?

Oder ein spiritueller Straßenbahnkontrolleur?

Ich wusste es nicht.

Denn –

In meiner Charakterlandkarte wechselten hässliche Flecken ab mit schönen Stellen.

Nur dies spürte ich.

Und zwar ohne die Hilfe des „Kontrolleurs."

Doch –

Dann trat die aus mir herauswachsende Form deutlich auf. Eine geistig fassbare, sichtbare, spürbare Form?

Nein –

Es schien eine Form der negativen Aspekte zu sein. Jetzt selbstständig, jetzt als Gestalt auftretend.

Der Hüter der Schwelle?

Wissende wissen jetzt. Doch ich wusste nichts.

Die Form, die Gestalt, die Geistgestalt, wich jetzt keinen Augenblick mehr von mir. Sie forderte, drängte und beschwichtigte.

Phantasie, Realität oder Wahn?

Oder Hüter der Schwellenangst?

Vielleicht –

Deutlich für mich war nur, dass, sobald ich mich der „Schwelle" näherte, dem geistigen Grenzstein im Gehirn, der „Hüter" zur Stelle war.

Augenblicklich, allgegenwärtig. Rechenschaft fordernd und Rechenschaft gebend.

War ich frei von Furcht?

Frei von Furcht, um die „Schwelle" überschreiten zu können?

Ich wusste es nicht.

Doch dies wusste ich, dass der „Hüter" schon immer da war. Der Hüter war schon immer in mir. Bestimmte im Reich des Todes und bestimmte im Reich des Lebens. War der „Hüter" der Todesengel?

Vielleicht –

Denn der „Hüter" warnte mich. Warnte mich vor dem Auseinanderfallen von Willen, Denken und Gefühl.

Schien eine Auflösung bevorzustehen?

Möglich –

Ich bemerkte nur, dass ich für die Sinneswelt tot war. Gestorben. Bewusst gestorben.

Und wieder Mahnungen. Irgendwo aus der Dunkelheit zu mir durchdringend. Jetzt ließ der „Hüter" eine schwarze Sonne leuchten und dann wieder Licht. Licht wie kleines demütiges, ein von ihm geschicktes Wesen.

Ja –

Es gab Gelegenheiten.

War dies eine davon?

Und wenn, welche?

Oder traf mich hier eine Art zerbrochener Speer selbst in die Schläfe?

Doch –

Sterben ist wirklich nötig zum Leben. Und dann kommt in mein
verblüfftes Bewusstsein wieder ein verblüfftes „Halt." Wo war der
„Hüter?"
Nirgendwo.
Ich kehre aus der Realität in die Realität zurück. Falle für immer aus der
göttlichen Ordnung heraus.
Denn –
Meine Realität sind wieder die Priester und neu einsetzende Musik.
Musik?
Kehlige Laute, grelle Schrei, grölende Töne, lautes Gelächter und
glockenähnliche Geräusche.
Und dazwischen zunehmendes und abnehmendes Tiergebrüll. Vielleicht
musizieren schwarze Sündenpapageien auf heiligen Gralsinstrumenten?
Möglich –
Jedenfalls war mein Denken wieder vollkommen klar.
Wirklich klar?
Doch –
Ich denke an die Goldmasken, die man den Toten auf das Gesicht legte.
Warum an Goldmasken?
Warum dieser seltsame Winkelzug?
Vielleicht weil die Goldmasken das Leuchten des Angesichts bezeichnen
sollten. Den Aufstieg ins Licht.
Aha –
War auch ich auf dem Weg zum Licht?
Welch eine Frage!
Denn –
Gefahren lauern überall.
Möglicherweise ergoss sich über mich und über alles, wie der
Mazdaismus berichtet, ein Strom geschmolzenes Metall. Für die Guten
sich in Milch, für die Bösen sich in glühendes Metall verwandelnd.
Nein –
Sicher alles nur ein davonfliegendes Menetekel.

## SAMMLE MYSTISCHE ROSEN!

Willst du in Pfützen ertrinken,

Tod ist das Ende.

Willst du im Feuer verbrennen,

Tod ist das Ende.

Willst du die Nacht erkennen,

Tod ist das Ende.

Willst du den Tag gewinnen,

Tod ist das Ende.


Darum geh!

Und sammle mystische Rosen

Viele Tage und Nächte lang.

## 5. Der mystische Tod

Ließen die Stufen der Wahrnehmung, die ich bisher durchtaumelt hatte, noch eine Steigerung zu?
Ja/Nein.
Denn –
Ich war nur noch zwei Zentimeter vom Wahnsinn entfernt. Und doch war noch ein gewaltige Entfernung zurückzulegen.
Aber –
Wahrnehmung hin, Wahrnehmung her, auch hübsche Hexen haben ihre Reize.
Und zielstrebig übernehmen die Priester wieder ihren Teil. Ich werde erneut zum Trinken aufgefordert.
Ist dies Auerbachs Keller?
Und sind die Priester anonyme Alkoholiker? Oder wiederkehrendes bürokratisches Ritual?
Wie alles im Leben.
Ich trinke –
Wieder unter Zwang wie vorhin. Der Geschmack ist wie vorhin. Ähnlich und doch unähnlich.
Jedoch –
Wieder Benommenheit und Übelkeit. Und definitiv kein Blut diesmal.
Aber –
Ein Bruch zwischen Himmel und Erde kündigte sich an.
Nein –
Aufsteigende Parabeln.
Ja –
Ich versuchte nämlich in den Himmel zu gelangen. Was war für mich der Himmel? War dies der Himmel der Gnomen?
Möglich –
Mit Hilfe eines Baumes? Oder war es eine Leiter? Ich konnte jedenfalls keine verschiedenen Ebenen feststellen.
Keine Himmelsleiter. Kein Jakob.
Nein –
Es war der Weltenbaum, eine axis mundi. Oder vielleicht nur ein unsicherer Phantasiebaum?
Doch –

Raubzug des Gehirns. Klare Überlegungen dehnten sich kilometerweit wie Gummi. Dehnten sich und sahen mich als Schamanen. Im Tun und Handeln von Schamanenwirklichkeiten.

Natürlich –

Rituelle Gesten sind Schwerpunkte im Leben des Schamanen.

Jedenfalls –

Ich versuche eine Birke zu besteigen.

Bin ich jetzt ein ägyptischer Affe, ein baumkletternder Affe?

Mythen kommen und gehen. Geklettert wird noch immer.

Vielleicht nur ein schweißtreibender Versuch die Schwerkraft zu ärgern?

Ja –

Und das Klettern auf die mit Fett eingeriebenen Maibäume heute?

Unausrottbar vorhanden oder lustiger Zeitvertreib?

Ich denke.

Und warum klettert niemand an Betonlaternen empor?

Wahrscheinlich weil sie schlecht einzufetten sind.

So jagt eine Traumbewegung die andere.

Doch –

Ich klettere und klettere. Und dann sehe ich mich selbst.

Von oben?

Möglich.

Von unten?

Möglich.

Sehe mich, ohne einen Schwerpunkt.

Jetzt –

Die Priester stehen vor mir. Mich erfasst eine primitive Furcht. Furcht wovor?

Außerdem –

Wieso stehen die Priester vor mir, da ich doch affenhoch geklettert bin?

Jedenfalls –

Die Priester ergreifen mich.

Und mich umgibt mehrdeutige Abwesenheit.

Doch –

Ich sehe die Priester wie drei oder vier dürre Geister. Mit Beilen oder ähnlichen Werkzeugen hacken sie mein Fleisch in Stücke.

Der Schmerz?

Unwesentlich –

Jetzt hacken sie meinen Kopf ab und stecken ihn auf eine Stange. Und ich lauere direkt über meinen Kopf und beobachte mein Zerhacken.

Seltsam –

Die Augen werden herausgerissen. Vom Kopf auf der Stange?

Seltsam –

Mein Leib wird in tausend, zweitausend, unzählige Stücke zerrissen.

Und –

Ich sehe das priesterliche Zwergvolk. Sehe mit herausgerissenen Augen.
Metzgervolk, Zwergvolk, Priestervolk.
Jedenfalls –
Hart arbeitend. Arbeitend an mir.
Oder –
Nur ein vorgetäuschtes psychisches Chaos? Realität? Nur Wiederholung
des präkosmischen Chaos?
Ich wusste es nicht.
Denn –
Arbeitspausen, Denkpausen, Stillstandpausen werden nicht erlaubt.
Und die Priester arbeiten mit Akribie, mit traumwandlerischen,
abgehackten Bewegungen. Sie trennen das Fleisch von den Knochen.
Das Fleisch wird verteilt und nach allen Seiten ausgestreut.
Warum?
Weil das Fleisch, mein Fleisch, als Bezwinger von Leid und Krankheit
gilt?
Jawohl –
Fleisch ist nötig.
Behaupten die Metzgerlehrlinge und Ministranten gemeinsam mit
Säuglingen.
Und warum?
Weil jeweils das Stück, das betreffende Stück, die betreffenden
Krankheiten heilt. Seltsame Analogie.
Also –
Esoterische Metzgerlehrlinge rauft euch um ein Stück Fleisch!
Um das betreffende Stück, selbstverständlich.
Aber –
Mörder in Blau, Weiß, Schwarz.
Sie kommen wieder und wieder. Morden und morden. Und ich betrachte
mein eigenes Skelett.
Von oben?
Vielleicht.
Von innen?
Vielleicht.
Ein schöner Anblick?
Ja/ Nein.
Denn Wiederkehr ist sicher bei dieser Handlung, bei dieser mystischen
Wiedergeburt.
Und die Priester?
Sie zählen meine einzelnen Knochen auf. Sie benennen die Knochen.
Anatomische Erstsemester oder freche Verachtung für Knochenstaub?
Zwei Beine plus zwei Arme. Und noch einen Schädel. Auch acht Finger
und verschiedene andere Knochen.

Das Aufzählen klingt wie das blecherne Gebrabbel von büßenden Karthäusermönchen, die seit wenigstens drei Tagen über kalte Marmorfliesen rutschen.

Und noch drei Rippen!

Endlose Litanei.

Erstaunlich wie viel Knochen ein Mensch besitzt.

Oder simpel –

Knochen minus Knochen.

Halt, ein Rechenfehler!

Oder wahrscheinlicher.

Es werden hier andere Rechenregeln benützt. Und dann kommt ein intriganter Höhepunkt.

Denn –

Sie werfen meine Kinnlade als Orakel.

Ich denke.

Seltsame, undurchsichtige Arbeitsanleitungen werden hier aufgeboten. Meine Kinnlade als I-Ging-Zeichen, als zweckentfremdetes Schafgarbenorakel.

Und –

Ist meine Kinnlade eigentlich schon so spröde, um dafür geeignet zu sein?

Denn –

Risse sind unbedingt notwendig.

Vielleicht Risse im Gehirn?

Und das Ergebnis der Befragung?

Wird selbstverständlich geheim gehalten. Geheim gehalten für spätere Hoffnungen?

Aber Detail um Detail.

Kein Fehler ist erlaubt.

Doch –

Ich bin eingesperrt in meinen Kopf.

Aber –

Mein abgeschnittener Kopf schwimmt singend auf einem Fluss.

Welchem Fluss?

Seltsam –

Vielleicht der Styx?

Ich weiß es nicht.

Ich beobachte, wie der Fluss meinen Kopf davonträgt. Und der Kopf singt und singt.

Was?

Vermutlich Arien.

Selbstverständlich Arien.

Denn –

Vielleicht schwimmt mein Kopf direkt ins Haus Wahnfried zum Probesingen.

„Grüß Gott, Herr Wagner, Ihr Barett sitzt heute aber wieder besonders schief."

Ich weiß.

Ein etwas ungenügendes Repertoire.

Dann –

Mein Kopf ist weg. Auf dem Fluss verschwunden.

Und ich sehe plötzlich meinen Körper. Er ist trocken wie Zunder. Wie jahrelang aufgestapeltes Holz vor Gebirgshütten. Ich höre förmlich das Knacken der Knorpel.

Und jetzt –

Mein Körper beginnt zu glimmen, Funken stieben. Er fängt Feuer. Brennt.

Brennt –

Ich sehe Feuerspuren an ihm.

Seltsam.

Und –

Ich falle. Falle wie ein Toter. Ich sehe mich liegen. Unverbrannt? Tot? Scheintot?

Jedenfalls –

Ich atme kaum.

Und doch –

Ich sehe dreißig Meter weit durch mich hindurch.

Wissende wissen jetzt.

Nämlich –

Dies ist der Tod, der mystische Tod. Unverkennbar.

Wirklich?

Denn –

Bin ich ein gefiederter Gast, ein gefiederter Weiser, ein Dämon?

Ich weiß es nicht.

Doch –

„Mystische Bildungslücken sind häufig", sagte der Teufel und küsste die Hexe. Ein echter Teufelskuss, schon lange fällig. Und ich werde von Gefühlen des Entsetzens vor dem Heiligen erfasst.

Ein Mysterium tremendum?

Natürlich –

Jetzt versuche ich, mich ins Wasser zu werfen, um die innere Glut zu löschen.

Warum erst jetzt?

Vermutungen sind erlaubt.

Es gelingt mir nicht. Ebenso wenig wie es mir gelingt, mich selbst zu verletzen, zu verwunden, zu töten. Mit den Händen, mit den Zähnen, mit einem Hilfsmittel, mit Gespensterhilfe.

Nichts –

Nichts von alledem gelingt.

Doch eines gelingt.

Nämlich den Priestern, die plötzlich wieder zu arbeiten beginnen.

Oder haben sie überhaupt nicht aufgehört zu arbeiten?

Jedenfalls –

Sie legen mich in einen Sarg.

Aus Holz, Eisen, Stein?

Alles ist möglich.

Ich sehe nur, dass der gesamte Körper mit blauen, mit Blut unterlaufenen Stellen bedeckt ist. Und aus den Gelenken fließt Schleim.

Schleim.

Aha –

Seifensieder, Knochensieder, aufgepasst.

Aber auch Gesicht und Hände färben sich blau. Himmelblau, hochzeitsblau, dunkelblau, todesblau.

Denn –

Die Priester beginnen mich zu beerdigen.

Doch –

Der Eingeweihte weiß: Incipit vita nova.

Aus dem Sarg nehme ich wahr, dass ein Priester magische Gegenstände über die linke Schulter wirft.

„Wieder einer dieser abergläubigen, gummistiefeltragenden Waldschrate", denke ich ohne bewussten Kopf, Körper, Beine und Arme.

Ohne Zweifel!

Ich weiß mit Bestimmtheit.

Ich bin tot. Tot, scheintot, mystisch tot.

Ein Klopfen weckt mich

Weckt mich aus was? Schlaf? Traum? Tod?

Ein Klopfen im Kopf, im Arm, im Bauch? Ein Klopfen von außen, innen, von der Mitte?

Jedenfalls –

Das Klopfen ist vorhanden, und ich erwache wie Schneewittchen im Sarg. Jedoch ohne einen giftigen Apfel im Mund.

Meine Zwerge aber sind da. Die Priester. Die Zwergpriester. Auch sieben an der Zahl?

Ich weiß es nicht.

Ich zähle auch nicht.

Denn meine erste Frage lautet: „Warum werde ich geweckt?"

Doch niemand antwortet. Niemand. Bedeutet dies Unglück?

Vielleicht –

Jetzt sehe ich, dass meine Hände verbrannt sind. Möglicherweise ein Sonnenbrand.

Aha –

Ein mystischer Sonnenbrand?

Ich versuche, die Gesichtshaut zu reiben. Reibe und reibe. Reibe ohne jedes drängende Juckgefühl. Nichts was zum Reiben Anlass geben würde. Ich reibe so lange, bis eine zweite und an manchen Stellen sogar eine dritte Haut erscheint.

Seltsam.

Dann –

Meine Kleider scheinen zu brennen. Die Kleidung schmerzt wie ein Nessushemd. Nur die Socken fehlen im Schmerzkonzert.

Ja –

Jetzt kann ich auch Herkules verstehen. Doch bin ich nicht Herkules, denn plötzlich halte ich glühende Steine in der Hand.

Steine?

Ich glaube in der linken Hand.

Nein –

In der rechten. Nein. In beiden Händen.

Nein –

Die Steine haben sich aufgelöst.

Aber –

Das Priesterprogramm läuft weiter. Das Programm der Priester. Ein Priester drückt mir einen Stock mit Griff in die Hand.

Die Form des Griffes?

Ein Pferdekopf.

Und der Zweck des Pferdekopfes?

Ich glaube, ein Saiteninstrument.

Selbstverständlich –

Zur Reise ins Jenseits ist ein Instrument vonnöten.

Und das Ganze ohne Hinken bitte!

Ja –

Mattes Durcheinander. Von Dingen, Priestern und Gehirnen. Wahrscheinlich ein göttliches Chaos.

Doch –

Ich singe nicht, ich schreie. Schreie wie ein Tier. Hund, Tiger, Panther?

Möglich –

Schreie mit Kopfstimme, Fistelstimme. Benütze die falschen Stimmbänder für ausgedehnte Schreie. Schreie aus der Bärenecke, Fuchsecke, Wolfsecke.

Und dann –

Bin ich jetzt Laurin?

Denn –

Ich höre und verstehe die Tierstimmen.

Aha –

„Und was sagen die Zwei-, Drei-, Vierbeiner?", grunzt der russische Zar. „Wie im Märchen."

Natürlich.

Sie wünschen sich „Gute Nacht", wenn sie sich begegnen.

Da –

Es fühlt sich wie ein Erdbeben an. Und ist aber „nur" ein Panther. Ein Panther legt mir die Tatze auf die Schulter. Auf die linke. Nein, auf die rechte.

Und spricht er auch?

Leider nein.

Plötzlich fange ich an zu zittern.

Das wievielte Mal?

Diesmal zittert jede Zelle.

„Ein vernünftiger Alptraum", sagt die lachzittrige Großmutter.

Doch die Ausbildung zum Höllendolmetscher wird fortgesetzt.

Maßlos, erschreckend, erbarmungslos.

Denn –

Alle Stimmen streiten, singen, sprechen miteinander.

Tierstimmen, Menschenstimmen, Teufelsstimmen, Engelsstimmen und Ameisenstimmen.

Doch –

Lange Wanderungen, sei es zum Himmel oder zur Hölle, machen bekanntlich hungrig. Und so werden mir Speisen gereicht.

Um den Hunger zu bekämpfen?

Natürlich, kindlicher Skeptiker.

Ich greife zu, kann aber nicht essen.

Warum nicht?

Meine Finger sind abgeschnitten, verschwunden, nicht vorhanden.

Tribut an den Gott Digitus?

Ja –

Sicher.

Und weiter. Immer weiter.......weiter....

Positiver Irrsinn, negativer Irrsinn und Attacken des Irrsinns.

Doch ich weiß es.

Ich laufe auf einer langen wackligen Stange zwischen den Schnittstellen von sumpfigen Ebenen. Ebenen des Wahnsinns, Schreckens, Grauens und des Lichts.

Aber –

Irgendwann wird sich diese grüne Karussell zum Licht hin wenden.

Denn –

Licht ist mein Ziel.

## Alchemistische Widerspiegelung

### Die Dame Alchemie

Mein Marsch in die Spiegel erfolgt mit neuem Marschgepäck.
Denn –
Vollgepackt wie ein blindwütiger Weihnachtsmann ohne Esel und Pferd
tänzle ich in unaufgeräumte weiße Kinderzimmer.
Sah ich vielleicht diesmal die Widerspiegelung in den lichterfrohen
Gesichtern kindlich spielender Greise?
Oder in den Tränen lachender Königstöchter?
Unmöglich –
Dieser erhitzte Vergleich!
Nein –
Ich sah die Widerspiegelung in meinen Fahrten durch die Farben. In den
Totenbüchern, durch die ich gereist war.
Die lichthaschenden Visionen, die mich angeglotzt, erschreckt,
geängstigt hatten.
Aha –
„Eine Umwandlung", kichert der zahnlose Opiumraucher.
„Genau", antwortet der zahnlose Opiumsäugling.
Ja –
Denn der Stoff wandelt sich in schwarz, weiß, gelb und rot.
Gut!
Aber –
Barbarische Ungereimtheiten.
Nämlich?
Schwarz –
Wo ist das Schwarz in den Visionen?
„Ja", sagt das lächelnde Mittelalter mit geziertem Weltschmerz. Schwarz
ist der krächzende Rabe. Der schulterhockende Alchemistenrabe, das
Caput corvi.
Also –
Die sich schwärzende Materie. Nigredo.
Aha –
Ich hatte mich also etwas angeschwärzt dabei. War etwas angedörrt
worden wie eine Handvoll Dörrzwetschgen.
„Zur Erleuchtung sind solche Feinheiten vernachlässigbar", bellt der
antimonfressende Alchemistenhund.
Ja –

Trotzdem –

„Logbücher sind für diese fatale Reise ohne weiteres an der Kasse erhältlich. Rückkehr ungewiss", wirbt das Menschen-Transmutations-Büro in seinem neuesten Farbprospekt.

Doch –

Entwickeln war vorhanden. Handfest sogar.

Wie bitte?

Mein Klettern auf dem Baum.

Aha –

Um Zwetschgen zu pflücken? Um einen Dörrzwetschgenvorrat für den nasskalten Winter anzulegen? Um den kichernden, reifrocktragenden, schwarzbestrumpften Mädchenhandelsschulklassen seine Beinkletterkünste unter Beweis zu stellen?

Nein.

Denn –

Bäume sind sich entwickelnde Stoffe. Stellen sich entwickelnde Stoffe dar. Zumindest in dräuenden Alchemistengehirnen.

Interessant –

Außerdem hatten meine Kletterkünste einer Birke gegolten und keinem Zwetschgenbaum.

„Subtile Unterscheidungen sind wichtig wie bei jedem raffinierten Theatercoup", tönt der taube, hundertjährige Kulissenschieber.

Aber ach –

Es gibt einen anderen kurzen Hinweis.

Und der wäre?

Das Schwert.

Das phosphoreszierende Schwert in der Hand des Priesters. Das Schwert ist das scharfe, das die Separation Bewirkende.

Ein seltsamer Zusammenhang.

Und weiter?

Es gab noch Feuer. Es gab noch Gerippe, Totenkopf und Sarg. Alles Symbole im Sinne der Verfestigung. Symbole im Stadium der Schwärzung. Nigredo – nutrefactio – mortificatio.

Wirklich?

Hatte ich wirklich als unbelehrbarer Belehrbarer diese Zustände durchlaufen?

Möglich –

Denn –

Auch Teufel verhängen ihre Sanktionen.

Aber –

„Wer rettet meine Buchstaben vor dem Untergang?", flüstert der Fistelstimmenpreisträger in der Paulskirche vor den unerbetenen Schwarzsockenträgern.

Ja –

Ich weiß, meine Phantasie schwelt wieder auf kleiner Flamme.

Dann gibt es noch weitere Beweise.

Beweise?

Ich war auch ein Androgyn.

Diese Gattung ist sicher in jedem Zoo unbekannt.

Ich hielt nämlich einen Stock mit Griff in der Hand, als abgekürztes Zeichen der Dualität.

Aha –

Wurde mir in die Hand gedrückt.

Egal –

Ändert nichts am Verlauf des fortschreitenden Feuers.

Denn –

Ein Androgyn ist fortgeschritten. Fortentwickelte, fortgeschrittene Materie.

Ja –

Durchaus möglich.

Doch –

Eine hitzige Runde von Beweisstücken ohne den klärenden Beitrag der alchemistischen Wandersänger taugt zu nichts.

Denn –

Bekannt ist –

Auch bis in die letzten Eskimohütten?

Dass der mystische Tod Entfremdung wieder aufhebt.

Welche Entfremdung?

Die verlorengegangene, kollektive Einheit. Und sie wird durch eine symbolische Wiedergeburt wiederhergestellt.

Soll jedenfalls wiederhergestellt werden.

Denn so schwatzen die betrunkenen kleinen Kinder, was zu Urzeiten ganz war und nun zerbrochen, zerstückelt ist, wird wieder zusammengefügt. Ein Abbild der Welt, eine heile Welt, ein Mysterium der Ganzheit, wird erlebt.

Aha –

Ein mysteriöser, mystischer Jungbrunnen. Eine wacklige, Menschen zerstückelnde und wieder zusammenfügende Mühle.

Ja/Nein.

Aber ich bemerke im Spiegel, dass mir der Rücken kalt wird. Und mit größtem Unbehagen kehre ich in den Spiegel zurück.

## BEFEHL DES FEUERS

Entzündet Feuer im Feuer!

Gießt Wasser ins Wasser!

Bringt Staub zu Staub!

Baut Luftstufen in den Himmel

Und knüpft Sonnenfinger zu Kathedralen!

## 6. Die Hochzeit des Lichts

Ja –
Licht ist mein Ziel.
Warum Licht?
Weil es in allen Schriften genannt wird und lustlose Frauen immer wieder danach fragen.
Und außerdem –
Außerdem schien sich jetzt eine Art Umwandlung zum Guten anzubahnen. Zum Positiven.
Aha –
„Wie beschrieben. Erst das Böse und darauf das Gute", schreit die Blumenfrau vom Blumenkarren aus mit einer Handvoll Blumen in der Hand.
Doch –
Der starre Zustand, in dem ich mich befand, wollte und wollte nicht weichen. Wie eine alte Vettel auf ihrem Geldsack, saß er auf meinem Bauch, nein, meinem Kopf, meinen Beinen. Überall, wo Sitzen möglich und unmöglich ist.
Zustand als possenreißender Stillstand.
Aber –
Das Gehirn arbeitete. Zumindest unten im Nervendunkel.
Arbeitete?
Auch die Sphinx denkt sich ihren Teil.
Und das Ergebnis?
Die Welt besteht zum großen Teil aus Wichtelmännern und Wichtelfrauen.
Keine Kinder?
Nein –
Jedenfalls –
Die Gedankenbilder, die Formen aus Farbe, Schatten und Licht, besaßen eine andere Gegenständlichkeit als vorher.
Vorher?
Vor drei Jahren, in zwei Sekunden, vor vier Sekunden?
Ja –
Sie waren jetzt strahlend vor einem leuchtenden Hintergrund. Förmlich aus sich selbst leuchtend. Und das Strahlen war wie ein leuchtender, durchdringender Scheinwerfer.
Wissende wissen jetzt.
Aber –

Innerhalb und außerhalb meines Kopfes war ein beständiges Glühen. Ein vibrierendes, flackerndes Glühen.

Und unmöglich war jedes anheimelnde Gedankenfassen.

„Fasse dich lieber an den Kopf!", redet der Bauch des Bauchredners mit sonorer, anheimelnder Stimme.

Doch –

Die Leuchtkraft nahm ab und zu, sprang hin und her, änderte sich ständig.

Und jetzt –

Jetzt verspürte ich die Hitze, die Hitze des Leuchtens, innerhalb des Körpers, innerhalb des Gehirns.

Aha –

Und jetzt beginnt das Gehirn eigene Sternbilder zu interpretieren.

Nein –

Aber der Weg des Glanzes, nein, des Lichts, war ständig zu spüren. In den Nerven, in den inneren Organen, in der Wirbelsäule. Sogar im Herzen.

Leuchtende Zukunft?

Nein –

Nur eine ständige Gegenwart des Leuchtens im Kopf.

Und Schmerzen?

Schmerzen, wo das Licht die Verbindungslinien der einzelnen Nerven berührt.

Ja –

Benommen grinst das Gehirn!

Und ich versuche, die Bewegung der Strahlen zu beobachten. Einer Strahlung, weiß wie die frischgestärkten Kittel von Oberärzten nach der ersten morgendlichen Stippvisite. Doch mein Gehirn weigert sich, scheint mit dieser Amtsperiode des Lebens nicht einverstanden zu sein.

Doch der Philosoph, derjenige mit dem alten unrasierten Gesicht, denkt. Denkt mit gedanklicher Verwegenheit.

Und was?

Nichts weiter, als an die magische Tradition, vielleicht sogar Tantra-Tradition, oder an kabbalistische Tradition. Sind alle diese bösen Traditionen, gedacht für böse Stunden, damit verknüpft? Verknüpft mit meinem jetzigen Zustand?

Durchaus möglich –

Doch Rücksicht auf subtile Zauber nahmen diese leuchtenden, strahlenden Dinge in mir noch nie.

Denn schließlich war ich nur himmlisch-höllischer Spielball, ohne einen eigenen Schlüsselbund, um die Tür aufzuschließen und um mich davonzustehlen, falls ich es wünschte.

Nein –

Ich war nur ein sonderbarer Zuschauer, jedoch mit Wunderblumen in der Hand, in diesem sonderbaren Schauspiel.

Und seltsam –

Die einzelnen Organe verständigten sich durch den hin- und hereilenden Glanz. Der Glanz war jetzt der alte Zauberer, war der hässliche Gaukler, der die Körpervollmacht über mich besaß. Er wirbelte herum wie ein Lichtermeer.

Sicher –

Es fragen junge Spagettimampfende Greise: „Wann ist endlich mit einem Kurzschluss zu rechen?"

Und weiter –

„Wann wird das Lichtermeer aufgesaugt mit dem hübschen, tragbaren und pflegeleichten Höllenstaubsauger?"

Ja –

Ich weiß es nicht.

Doch ich bemerke –

Der Glanz floss in den Kopf, konzentrierte sich wie eine Feuerkugel, das bekannte Luftgeisterspielzeug, im Gehirn.

Und der übrige Körper?

Wurde eiskalt und leblos. War wie ein Leichnam, hingeworfen auf freudlose Nekropolen. Wurde möglicherweise sensiblen Nekrophagenmägen vorenthalten.

Ja –

Und das Rückgrat wirkte dabei wie ein Aufzug. Als Aufzug zum Gehirn selbstverständlich.

„Und wie viele Stockwerke durcheilt der Aufzug?", fragt der krebsrote Tourist den zum Liftboy umschulenden Akademiker mit der Admiralsmütze.

„Sieben natürlich", antwortet der Befehlshaber mitleidig.

Aha –

Zufällige Verbindungen sind möglich.

„Aber zurück zum Glanz!", fordert das Licht nachdrücklich.

Denn –

Der Glanz in meinem Kopf verstärkt sich. Wird zum Flammenmeer. Flammenzungen ergreifen mich.

Und dann –

Gleicht das Tosen des Lichtstroms einer aufgewühlten Brandung. Bittere Größe oder bittere Verwüstung?

Vielleicht beides –

Denn –

Mein Körper rückt immer weiter von mir weg. Heraus aus meinem Bewusstsein. Das Bewusstsein war ohne jede schützende Mauer nach außen. Ich war ohne jedes Gefühl, ohne jede Sinneswahrung, getaucht in einen See von Licht. Ein Lichtbad von innen.

Plötzlich werde ich von einer flammenden Wolke erfasst.

Ich denke.

Hier hilft nur eines. Aus dieser himmlischen Froschperspektive kann mich nur die himmlische Feuerwehr befreien.

Und die Nummer?

Wissende wissen die Nummer.

Hoffentlich ist die Leitung nicht besetzt.

Doch blieb mir keine Zeit für Überlegungen in Nasenhöhe. Denn Teilchen, wild hüpfend, glänzend, erweiternd und sich verengend, haben sich zu einer Tanzkapelle zusammengefunden. In meinem Kopf selbstverständlich. Musizieren, wie könnte es anders sein, gleich einer Armee des Schreckens, im gelben Kopfsaal.

Oh –

„Schmelzender Schokoladennikolaus unterm Weihnachtsbaum, Trugbild der Omas und Opas", reflektiere ich bedächtig.

Scheinbar –

Aber wird auf tiefschürfende, weltbegründende Einsichten keine Rücksichten genommen?

Denn –

Mein Geist fliegt wie ein Ballon auf und nieder. Und wieder und wieder fegt ein gleißender Windstoß durch das Gehirn, gefolgt von einem Feuerstrom.

Und jetzt wünsche ich zu tauchen. Tief in ein Meer, einen See, Fluss, Bach, eine Lache. Um die Hitze, die von mir ausstrahlende Hitze, zu unterdrücken.

Aber –

Gottloser, unzutreffender Grund, der mich leitet; der Glanz in mir wandelt sich in ein blaues Licht.

Hatte sich der Kreis geschlossen?

In ein blaues Licht von einer unglaublichen Intensität.

Und alles klingt ab.

Alles?

Ja –

Empfindungen werden wieder zur Belastung, zum Überdruss. Nur der Schmerz bleibt. Ein körperlicher, dumpfer Schmerz.

Mein Rücken ist in einen riesigen Schraubstock eingespannt, der versucht, ihn zu erdrücken. Und dann rollt noch eine fiktive – nicht fiktive, glühende Eisenkugel am Rücken entlang.

Eine sonderbare Leichtigkeit hat sich meiner bemächtigt, denn ich fühle mich wie ein Korken auf dem Wasser hüpfen.

Leicht, sehr leicht. Luftballonleicht.

Ja –

Und ein überwältigendes Gefühl von Verwunderung bleibt zurück.

Doch ein Rätsel bleibt.

Nämlich?

Ich habe das Gefühl, dass aus meiner Schulter ein Baum wächst.

Aha –

Nur triviale Details?

Möglich –

Die Priester sind wieder da.

Nein –

Sie sind noch immer da.

Und –

Reiben mich mit weißem Puder ein.

Bin ich ein Säugling mit empfindlichem Säuglingsmagen?

Kaum –

Denn ich werde wieder aufgefordert. Zum Essen aufgefordert. Und wieder nicht mit den wieder vorhandenen Fingern.

Sondern?

Mit den Zähnen.

Ja –

Ich fresse wie ein altersschwacher Wolf aus dem Nationalpark, mit wackligen, altersschwachen Zähnen.

Seltsam –

Das Essen?

Undefinierbar.

Und jetzt –

Herausführend aus den Mauern des Labyrinths.

Ich erhalte einen neuen Namen.

Welchen?

Einen unaussprechbaren selbstverständlich.

Ja –

Natürlich.

Die Alchemistische Widerspiegelung.

Die Dame Alchemie.

Zurück in die Spiegel.
„Zurück!", befiehlt ein Tropfen des Glanzes, ein Tropfen des Lichts, das mir noch gefehlt hatte.
Gefehlt zu was?
„Zum Licht", kreischt die Zeitungsfrau vernehmlich und winkt mit dem letzten Exemplar des Sohars.
„Wieder einer dieser babyweichen Beweise!"
Ja oder Nein.
Nein –
Denn –
Das „Buch des Glanzes" beschreibt diese Abläufe auf das genaueste.
„Die von dir erlebten?", fragt der flüchtende Flüchtling.
Ja –
Und auch sonst wird von den Alchemisten Helios beschworen. Als Sinnbild der Vollkommenheit, als Sinnbild der Erkenntnis.
Doch –
Plötzlich höhnt der ganze, von mir bemühte Menschenchor.
Es höhnt die Blumenfrau, dann der Greis, der Bürokrat, der Säugling, der Opiumraucher, und, und.....
Höhnt und höhnt.
Ja –
Sogar die Priester fallen in den höhnischen Chor ein.
„Schluss mit dem ruinösen Spiel. Schluss damit!", schreien, flüstern, krächzen, lachen und weinen sie.
Ja –
Ich weiß.
Es ist ein verwirrendes Spiel.

Am Morgen des Ostersamstags kehrte ich nach Hause zurück.

Bruno Sammer

# Der Traum eines Guru

Erzählung

Das bist du, heißt es in den Schriften. Das bin ich, sage ich.

Aber – wer bin ich?

Bin ich ein Grab? Bin ich ein Gehilfe des Teufels?

Bin ich Mutter oder bin ich ich?

Ich weiß es nicht.

Bin ich ein Traum oder bin ich ein Träumer?

Ich weiß es nicht.

Aber damals, damals, als ich begann zu träumen, als verteufelte Träume mein Gehirn kitzelten, als ich unzählige Male träumte und in meinen Träumen geboren wurde, geboren als Zwerghirsch, als Eber, als Christus, als Rama, als Neunter, da wusste ich, es träumt irgend etwas in meinen Wesen, überwintert, wacht, schläft, betet und flucht darin.

Und ich, ich verkaufe meine Seele hierfür, würde sie für ein paar bunte Lumpen verkaufen, nur für diesen Traum.

Denn der Traum, mein Traum, drückt mich, quält mich.

Und vor mir im Ganges, vor meinen Augen, schwimmen träge aufgedunsene Leichen. Sie haben ihre Menschenaugen nach oben gerichtet, auf mich gerichtet, und sie klagen an, fordern und mahnen. Sie sagen mir, träume nicht länger, denn unsere Sprache ist Vergänglichkeit und Tod.

Doch ist dies die Botschaft des Traumes?

Ist dieses Trommeln in mir, in meinem Gehirn, auf meinem Schädel, ein Traum?

Ist dieser Traum das Tor der Schatten oder des Lichts?

Ich weiß es nicht.

Ich weiß nur, es ist der Traum eines Guru.

Doch vor meinen Träumen wartete jenseits der Träume die tausendköpfige Kindheit. Dort, dort, begann das Träumen.

Ich war jung.

Ich war jung, und mein Verstand war irgendwo. Heute bin älter, und mein Verstand ist irgendwo. Und ich kann es nicht erklären, woher es kam, dass es so kam.

Denn schon, als ich jung war, war ich gefangen von dieser brennenden Welt, die mich vorwärts stieß. Rastlos. Zur Sonne, zum Schatten, zum Mittag.

Die brennende Welt war für mich, und hier war ich der Sohn meines Vaters, ein Abgrund des Staunens, Grübelns und Starrens.

Staunen trieb mich hinaus auf staubige Straßen und Wege. Grübeln lockte mich in den Schatten von Bäumen, Mauern und Tempel. Und in Pfützen, Bäche und Flüsse starrte ich, wie Hunde es oft tun, wenn sie Gott suchen.

Doch der Gegenstand meines Staunens, Grübelns und Starrens war ein anderer. War, wie könnte es in Indien, diesem Schmelzofen spiritueller Träume, anders sein, die Suche nach Spuren, nach versteckten Siegeln des Jenseitigen.

Und diese Spuren führten zu ihnen. Führten zu Männern. Zu stehenden, liegenden, oft bis zum Hals eingegrabenen Männern. Zu nicht zu übersehenden, unentrinnbaren Menschenformen.

Manche nannten sie wandernde Asketen, andere heilige Bettler, und wieder andere waren sprachlos, ihnen gegenüber.

Doch ich fasste den Entschluss, sie nicht zu nennen, einfach nicht zu nennen.

Waren sie Götter?

Als Junge glaubte ich es.

Stundenlang stand ich vor ihnen, denn schon oft wurden Kinder zu Riesen, und blickte ihnen in die starren Augen, die sich in unauslotbaren Tiefen verloren, und fühlte mich dabei wie Gott sich fühlen muss unter gottlosen Europäern.

Warfen diese Männer der Sonne Wasser ins Gesicht oder flüchteten sie nur ins Paradies?

Ich wusste es nicht.

Ich wollte nur aufbrechen aus dieser Morgenstadt der Gegenwart und werden wie sie.

Sicher, manches erschien mir seltsam.

Denn war es nicht seltsam, Gestalten über Straßen und Plätze stolpern zu sehen, die offensichtlich nur von dem schmutzigen, lehmstarrenden Segel ihrer Haare getrieben wurden, und nicht von ihren Füßen – Gestalten, die oft wie die geflüchteten Lumpen eines sterbenden Landstreichers aussahen?

3

Nein, denn ich hielt sie für göttlich grinsende Gigantenmädchen, den Tempeln entsprungen, ihnen untreu geworden. Viele hatten schon fettere Jahre gesehen, das sah ich.

Denn, ich sah Gerippe an Straßenrädern sitzen, umringt von zeternden Kindern und schnappenden Hunden, sah sich öffnende Gebisse, die sich umsonst zu öffnen versuchten, und ich sah manche von ihnen, wie sie Kreuze schlagend in Ohnmacht fielen oder gar in den Tod.

Doch war dies alles nicht ein Zeichen Gottes?

War dies nicht alles ein aus Gott entsprungener Traum?

Ein göttlicher Traum musste es sein, bis zum Hals im Sand zu stecken und den Körper, dieses ewig fordernde, ewig hungernde Tier zu töten. Ja, zu töten.

Denn wog nicht allein die rituell ins Gesicht gestrichene Farbe Fliegen, Eiter, Schweiß in der zitternden Hitze Indiens auf?

Der Weg zu Gott war beschwerlich. Dies spürte ich schon damals. Ich spüre es noch immer.

Ein Arm nach oben in die Sonne gestreckt, wochen-, monate-, jahrelang, nur um ihn zu töten, nur um ihn in einen dünnen, unbrauchbaren Sehnenknorpel zu verwandeln, dies war der Weg.

Weg mit dem Körper!

Es gab keine andere Lösung. Denn kann Gott sich in Tausenden und Abertausenden irren?

Niemals, dachte ich damals. Niemals.

Und was war ich dagegen. Ein Nichts. Ein nutzloser, ausgelaugter Lappen. Nur in diesen Männern lässt Gott sein Gesicht zurück, spürte ich. Nur in diesen.

Eingehüllt in die Schminke des Staubes warten sie, schweigen sie, beten sie.

Fluchen sie nie?

Undenkbar, dachte ich. Nur der Teufel kann so denken, und sie haben den Teufel bestimmt schon getötet. Ehrfürchtiges Staunen aber überfiel mich, wenn ich beobachtete, wie Menschen kamen, um diese Männer zu verehren, sie anzubeten.

Also waren sie Gott, oder beinahe Gott. Denn nur ein Gott ist der Verehrung würdig.

Auch kamen die Menschen und brachten ihnen Speisen.

Jetzt beginnen für sie die fetten Jahre, dachte ich dann, letzte zerstörende Dinge vor der Erleuchtung.

Ich sah jedoch die Menschen nur Speisereste bringen. Es waren meist zermatschte Brocken mit Milch, gelegentlich mit Wasser aufgerührt, in speckigen Bechern, in angerosteten Dosen dargereicht.

Sind diese Männer lebendige Abfalleimer, überlegte ich oft, und der Ekel kroch mir die Eingeweide hoch.

Doch nie sah ich sie essen, und doch waren die Becher später, wenn mich die Neugierde zurücktrieb, nach Stunden, manchmal nach Tagen, immer leer.

Wollen die Menschen sich nur ihrer Speisen entledigen?

Nein, sie sind Götter, und Götter mache keinen Unterschied zwischen verdorben oder nicht, tadelte ich mich deshalb und ging oft verwirrt davon, fühlte mich, wie ein Zierfisch im ausgeschütteten Aquarium sich fühlen muss, falls er fühlt.

Doch seltsam genug, ich sah und hörte sie auch weinen.

Denn nachts, wenn es still wurde, noch stiller als sonst, in unserem stillen Land, welches abseits der großen Städte liegt, schlich ich zu meinen Göttern und lauschte. Völlige Ruhe empfing mich dann immer.

Der Tag, der Abend, war ausgegossen. Die Nacht hatte bereits alles in Schatten verwandelt. Kinder in Riesen. Erwachsene in Zwerge, Tiere in nächtliches Spielzeug.

Dann horchte ich und starrte dabei in die Nacht.

Weinen die Blumen?, rätselte ich manchmal, wenn ich Weinen hörte.

Nein, Blumen weinen nicht, wusste ich.

Weinen die Tiere?

Ich wusste es nicht. Denn, war nicht alles göttlich in dieser Welt?

Und ist Weinen nicht jenseits von Gott?, dachte ich dann und war verzweifelt, denn ich wusste keine Antwort darauf.

Weinen hat nur für Menschen Sinn, stellte ich für mich fest, denn auch ich weinte manchmal und horchte und starrte dabei gespannt hinüber zu meinen Göttern.

Doch, wenn sie weinen, warum weinen sie?

Und haben Götter überhaupt Tränen?, grübelte ich weiter und wartete wie der Unglückliche auf das Unglück.

Und dieses Unglück kam in einer bestimmten Nacht.

Ich hörte die Götter streiten. Deutlich hörte ich ärgerliche, ungöttliche Flüche und Weinen.

Unmöglich dachte ich. Ein Gott streitet nicht. Ein Gott flucht nicht, und ein Gott weint nicht.

Aber vielleicht gab es doch einen Gott der Tränen, einen Tränenvater. Dies schien eine Erklärung für die Tränen zu sein, aber für das andere?

Noch näher tastete ich mich in dieser Nacht an die Götter heran.

Wieder hörte ich es ganz deutlich, denn die Nacht schien förmlich von Flüchen durchtränkt zu sein. Flüche, die schier in den Äther hochgeworfen wurden.

Wie ein Amputierter fasziniert vor einer Säge steht, so stand ich und horchte. Unfähig, mich zu bewegen, geradezu göttlich amputiert.

„Du hast mein Essen gegessen", hörte ich einen Gott zu einem anderen sagen. Unwirklich langsam verstand ich. Das Paradies war geflüchtet, die Träume wurden aufgegeben.

„Essen", höhnte der andere Gott zurück, „Jauche, Abfall, Dreck."
Sie streiten sich um das Essen, konnte ich noch denken, dann liefen mir
die Tränen über die Wangen. Hitze sammelte sich in meinem Kopf, und
ich stürzte benommen zu Boden, der noch schwer von Sonne war.
„Was war das?" hörte ich fadendünn aus weiter Ferne einen Gott den
anderen fragen.
„Vielleicht ein Tier, vielleicht eine gefallene Seele, die auf dem Boden
aufgeschlagen ist", antwortete der andere mürrisch. „Ich habe Hunger
und das Essen wird immer schlechter."
„Und du isst noch meinen Teil", jammerte der erste Gott wieder, und ich
hörte ein Weinen, das wie ein Schatten in mein benommenes Gehirn
strömte.
„Ich werde nachsehen, ich werde.....", brummte nun einer der Götter, und
ich hörte das Klatschen von nackten Sohlen und das Tick – Tack eines
Stockes, das auf den herumliegenden Gesteinsbrocken hin und her zu
geistern schien, sich mir nähern.
„Ich habe doch gewusst, dass hier jemand herumlungert", hörte ich
wenig später den einen Gott sagen und sich über mich beugen.
Ich war unfähig, mich zu bewegen, nur ungenaue, unheimliche
Vermutungen tropften in mein Gehirn.
Denn, wenn dieser hier gar kein Gott war, dachte ich wie in Trance und
spürte dabei, wie etwas in mir entzweibrach. Gab es nicht....., gab es
nicht diese schwarzen Götter, diese Dämonen, diese Teufel aus Tibet,
die sich immer wieder nach Indien schlichen, um schwarze Magie zu
betreiben, um hier ihre finsteren Werke auszuführen?
Ich wusste, dass sie oft Menschen einfingen, in ihre unterirdischen
Räume schleppten und sie dann lebend in steinerne Särge legten und
den Sarg wieder verschlossen......
Hatte mir meine Mutter nicht immer wieder davon erzählt? Hatte mich
mein Vater nicht immer vor diesen schwarzen Pantherseelen gewarnt?
Hatte mich meine Schwester nicht immer damit zu erschrecken versucht,
wenn ich nicht nach Hause kam, weil ich mich in der schwarzen Nacht
herumtastete, so, wie ich es heute wieder tat?
Ich sah mich schon in einem steinernen Sarg liegen, zentnerschwere
Steinplatten waren über mich gelegt worden.
War ich überhaupt noch in Indien?
War ich nicht schon drinnen im Sarg, während sie draußen warteten bis
ich endlich tot war? Warum töteten sie mich nicht, um diese Qual
abzukürzen?
Wieder spürte ich, wie etwas in mir entzweibrach.
Sie dürfen mich nicht töten, durchfuhr es mich. Dies hatte mein Vater
immer und immer wieder betont. Nur aus verhungerten, nur aus zu Tode
verhungerten Menschen, besonders aus Knaben, konnten sie ihr

Lebenselixier gewinnen, das ihnen ewiges Leben geben sollte und vielleicht sogar gab.

Jetzt, ich spürte es, jetzt sah einer dieser finsteren Götter geradezu in mein Gehirn. Neben meinem Gehirn gab es noch ein zweites Gehirn, das in mein Gehirn sah und darin blätterte.

Dies war vermutlich das Ende, musste das Ende sein. Ich hörte Stimmen. Lag ich wieder in der Wiege und vernahm die Stimme meiner Mutter?

Warten auf den Tod war bestimmt dreimal, viermal, fünfmal – ich versuchte das bittere Lächeln des Todes hinwegzuzählen --, war bestimmt schlimmer, als getötet zu werden.

Doch auch dies war schlimm genug. Denn so konnte ich nie und nimmer meinem Schicksal entrinnen, musste wieder und wieder zurück auf diese seltsame Erde, um zu leben.

Und ich wollte doch befreit werden davon. Mein Traum war es, befreit zu werden davon. Der Traum meines ganzen Volkes war es, befreit zu werden davon.

War es vielleicht nur eine bequeme Lüge von uns allen?

War es vielleicht nur eine ausgespuckte Lüge? Ausgespuckt von Priestern und anderen.

Waren auch unsere Götter nur Lügen, so wie diese schwarzen Götter es waren, die mich jetzt bestimmt töten, nein, noch grausamer, verhungern ließen?

Warum reagierte mein Gehirn plötzlich so abweisend?

Atmen nur die Toten wieder frei?

Nein, es war keine Lüge, ich spürte es, es waren irre, kaum noch hörbare Stimmen, die Reime schrieen.

„Tod."

„Nein, Leben."

Eine Sekunde verging.

Dann huschten neue Reime in mein Gehirn und schrieben dort weiter.

„Halt!"

„Halt!"

„Du erschlägst ihn."

„Nein."

„Ja."

„Der Stock ist schon entzwei."

„Genug."

So konnte nur die schwarze Seite sprechen. Also war ich schon tot. Oder der Tod kam gerade und klopfte mir auf den Rücken.

Kam eigentlich der Tod rückenklopfend?

„Du schlägst ihn tot", war da wieder eine Stimme, und Schritte entfernten sich.

Das bist du, dachte ich.

Wie bin ich?

Das bin ich.

Denn der Schmerz hatte mich neu geboren. Hatten die Götter mich neu geboren? Hatten sie mich zurückgeholt zur Erde? Unversehrt dem Tode entrissen? Also waren sie doch Götter.

Zweifel meldeten sich in meinem Gehirn, als ich nach Hause schlich und dachte.

Wie eine Seuche ging schon der Morgen um, tastete sich vorwärts, vertrieb die Nacht aus ihren letzten Schattenquartieren, zeichnete unzählige, fliehende Bildchen, lieferte sich letzte Rückzugsgefechte und siegte, siegte, siegte.

Meine Götter waren also doch Götter gewesen, dachte ich wieder und wieder.

Doch warum hatten sie einen Stock auf meinem Rücken zerschlagen? Wollten sie mich nur retten damit? Hatte ihre Nähe, ihre göttliche Nähe, mich so benommen gemacht? Oder war dies bereits der Ozean des Lebens, der mich erfasst hatte?

Fragen sind Gesellen des Bösen, wusste ich und beruhigte mich damit. Fragen sind Gehilfen der Götter, wusste ich und beruhigte mich damit.

Zweifel nährten sich an mir.

Zweifel fraßen sich satt an mir.

Zweifel weinten, drohten und würgten mich.

Zweifel waren ein endloses klapperndes Auflachen in mir, auf mir, neben mir.

Doch niemals sprach ich darüber. Niemals sprach ich sie aus, die Zweifel, gegenüber den Göttern.

Denn Götter gibt es viele in Indien. Gott ist überall in Indien. In barfüßigen Bettlern, wie in großen und kleinen Tieren, im Schatten, wie im Schattenlosen.

Und war dies nicht eine Prüfung gewesen? Hatte nicht das Böse für mich geweint, geflucht und gestritten?

Vielleicht hatten die Götter gelacht, und ich, ich hatte geweint?

Der Weg der Erleuchtung schien ein beschwerlicher Weg zu sein. Und doch er mich an wie ein Magnet.

Ein Magnet zieht zwar vieles an, dachte ich, jedoch bei weitem nicht alles. Zieht er nicht manchmal die falschen Götter an? Dies konnte ein Hinweis sein. Denn ist die Erleuchtung nicht auch furchterregend, donnernd, tötend?

Ich betete zur Sonne, wie ich es fast jeden Morgen tat. Es waren Stunden, Monate nach dem Tag, nach der Nacht, in der ich die Götter gesehen, gehört und gespürt hatte.

Die Sonne warf unwirkliche, dünne, grausame Ornamente überall hin. Wie von einer spitzen Form ausgestochen, sah ich welke Blumen, rostige Dosen und so viele Dinge.

Gedanken, Pläne, Träume gingen mir durch den Kopf, kamen wie eine näherkommende Prozession auf mich zu, nahmen eine eigenartige Gestalt an und blieben.

Dann war es Zeit, dies wusste ich, für die lehmfarbene, braungefleckte Gottheit mit den großen Ohren und dem schlagenden Schwanz, der Heiligen Kuh.

Ich sollte die Göttin auf die Weide führen, wie so oft. Unzählige Male hin und unzählige Male her hatte ich sie gebracht. Unzählige Male hatte ich sie angebetet.

So nahm ich diesmal glücklich den Strick, der um den Hals der Göttin geschlungen war, erst in die linke Hand, dann in die rechte Hand, und mühte mich ab damit.

Warum konnten Götter nur so störrisch sein? Gemächlich trottete nun die Göttin neben mir her. Ihre großen runden Augen schienen mich anzustarren, immer, immer mehr anzustarren. Wusste diese Göttin um den Vorfall mit den anderen Göttern? Einer Göttin konnte doch nichts verborgen bleiben. Niemals. Wollte auch sie mich bestrafen?

Doch das Maul der Göttin mahlte nur ein Schweigen, ihr Körper warf lange Schatten über die Erde, und sonst rührte sie sich nicht.

Ich wusste, ein Gott musste nicht sprechen, musste keine drolligen Worte von sich geben, um zu gefallen.

Fünf Meter, zehn Meter, gingen und trotteten wir so, dann knallte mir die Göttin, wollte sie mich liebevoll oder gehässig daran erinnern, an ihre Gegenwart erinnern, ihren Schwanz übers Gesicht. Für Sekunden sah ich, spürte ich, nur eine unablässig wandelnde, sommersprossige Welt. War dies eine göttliche Botschaft? War dies eine tiefe, tausendstimmige Nachricht, herausgebrochen aus jeder Erinnerung?

Wieder teilte mir die Göttin eine Botschaft mit, während ich versuchte, einen Blick auf sie zu erhaschen, doch die Göttin schüttelte nur gelangweilt, abwesend, den eckigen Schädel.

Ich sah Fliegen, die auf der Göttin saßen. Wollte mir die Göttin der Hindus mich darauf hinweisen, mich hinweisen auf den Ursprung, auf die Zusammengehörigkeit aller Dinge?

Oder wollte sie nur – der unmögliche Gedanke versuchte hartnäckig Fuß in meinen Gehirn zu fassen –, die Fliegen, die ihr möglicherweise lästig erschienen, verscheuchen?

Unmöglich, dachte ich, und drängte den Gedanken, der aus einer dunklen Erinnerung ausgebrochen zu sein schien, zurück. Unmöglich,

wie konnte eine Göttin irgend etwas lästig finden? Stand sie nicht
meilenweit darüber? Nein, vielmehr noch, war sie nicht irgendwo im
Kosmos und lenkte alles, Tag für Tag, Nacht für Nacht? Wie konnte eine
Göttin andere Götter lästig finden? Wieder schüttelte die Göttin den Kopf
und zog mich vorwärts.
Früher, so hatte man mir erzählt, in den alten Zeiten, hatten Weise in
den Nachthimmel geblickt. Wieder und wieder. Jahre, lange Jahre. Dann
hielt ihnen  Gott ein großes weißes Papier vor die Augen, und sie
erkannten die Umrisse darauf. Sie erkannte die Umrisse  der Heiligen
Kuh. Und noch heute, und deshalb ist in den Sternenhaufen die Kuh zu
sehen.
Vorwärts trottete die Göttin. Der Strick, mit dem ich mit ihr verbunden
war, brannte auf der Haut, so wurde ich angetrieben.
War es göttliche Vorsehung oder sattes Gras? Ehrfürchtig betrachtete
ich die Göttin und folgte ihr.
Über uns sang der Wind in den Bäumen sein bekanntes Lied. Blätter
raschelten, Stechfliegen summten gefahrvoll. Tod und Leben waren dicht
nebeneinander.
Träume, dachte ich. Endlose, samtweiche Träume von unendlichen
Dingen.
Wind warf mir meterlangen Speichel, der in dünnen Fäden aus dem
Maul der Göttin lief, ins Gesicht und zauberte dabei eklige, klebrige
Gitter über mich.
Gott flüstert in allen Formen zu mir, flüsterte ich, und wischte mir dabei
das triefende Gesicht ab und sah mit noch offeneren Augen. Dann verlor
ich ein wenig die Beherrschung. Wir hatten das Ziel unseres Gehens
erreicht, und ich hatte die Göttin vom Strick befreit. Ich saß neben ihr;
doch sie würdigte mich keines Blickes.
Sind Götter undankbar, dachte ich, unzählige Male?
Weise Zweifel von dir, befahl ich mir dann schnell.
Denn die Göttin, die jetzt und hier Gras frisst, ist die heilige Ernährerin,
ist das stufenweise Fortschreiten zur inneren Erleuchtung des
Menschen.
Und nicht nur des Menschen.
Doch ist zur Erleuchtung Gras notwendig?
Die schwarze Frage, das makellose Schwarz dieser Frage, flüsterte in
mir, stieg in mir auf, während ich mit erstarrtem Gesicht, mit zerbissenen
Fingernägeln dasaß, und darüber nachgrübelte.
In Ecken des Gehirns tobten Zweifel, Beschwichtigungen traten dem
entgegen, und von Moment zu Moment wurde eine uralte Tür hin zum
Leeren und Endgültigen mal auf-, mal zugeschlagen.
Ich schüttelte den Kopf, und auch die Göttin schüttelte den Schädel und
sah wissend ins Leere. War dies nicht Beweis genug, dass die Göttin
wusste, was ich gerade dachte und woran ich zweifelte?

War dies nicht die Gewissheit, so gewiss wie das Lächeln der Kinder, die von nichts mehr wissen, als von dem, von dem sie nichts wissen?

Ich schloss die Augen und sah die Göttin die Farbe wechseln. Umgeben von schwarzen Händen, die wie Raben in den Lüften flogen, sah ich, wie sie weiß wurde. Dies war es, musste es sein. Dies war die höchste Stufe jeder Existenz, vor dem Aufgehen ins Absolute.

Und die schwarzen Hände waren meine schwarzen Gedanken, die jetzt immer näher rückten und sich langsam um meinen Hals legten.

Verwirrt schreckte ich hoch.

Die Göttin stand vor mir, lehmfarben, und sah mit runden Augen auf mich herab und schüttelte wiederum den Schädel.

War dies ein Zeichen von Missbilligung?

War dieser seltsame Kampf, den wir beide anstrengten, ein Kampf zwischen den bösen und den guten Mächten, oder war es ein Spiel?

Wie Fenster schlugen die Augen der Göttin auf, und ich sah vieles. Ich sah Priester auf steile Berge klettern und singen. Ich sah Ratten in Tempeln sitzen und beten. Ich sah klirrende Schwerter miteinander kämpfen, und ich sah noch mehr.....

Doch dann sah ich wieder die Welt, sah die Sonne, Blätter, und sah wiederum den Schatten.

Benommen stand ich auf, pflückte Blumen, band sie zu einen Strauß zusammen und legte ihn der Göttin vorsichtig auf den Schädel.

Geschmückt als lebender Altar, als kosmische Gewissheit, so wollte ich die Göttin sehen, so sollte sie in meiner Erinnerung bleiben, und so sollte sie sein.

Doch unwillig schüttelte die Göttin den Schädel, und meine Blumen, die ich so sorgfältig gebunden hatte, rutschten nach vorne, neigten sich über die lange Stirn und fielen zu Boden, direkt vor das Maul der Göttin.

Bevor ich sie, einen farbigen, bunten Traum, retten konnte, verschwanden sie, zusammen mit einem Büschel Gras.

Doch verschwindet nicht alles einmal, ist nicht alles vergänglich? So tröstete ich mich und war nur sekundenlang traurig.

Ganz deutlich waren nun aus der Ferne Töne zu hören. Sie schienen an den Berghängen langsame Runden zu vollziehen und kamen wieder zurück, sprangen wie Kobolde auf unsichtbaren Klaviertasten auf und ab und ab.

Sie mahnten uns, und dies wussten viele, und auch ich, dass die über das Land tropfende Nacht wie mit Sklavenketten an den Tag gefesselt war. Und auch ich sollte dadurch ermahnt werden. So suchte ich den Strick, Ameisen wimmelten darauf, und band ihn der Göttin sanft um den dicken Hals.

„Leichtfüßig, leichtfüßig, gehen wir nun nach Hause, Göttin!", sprach ich zu der Göttin und ging. Doch konnte eine Göttin so eigensinnig sein, wie meine Göttin es war? Denn meine Göttin wollte nur Gras, Gras und wiederum Gras.

Doch war auch nicht Gras göttlich?, beruhigte ich mich und schüttelte den Kopf. Sicher nicht so göttlich wie die Heilige Kuh, überlegte ich dann und zog am Strick.

Denn ich wusste es, und ich hatte es oft gelesen, es gab Menschen, ja sogar Hindus, die schreckten selbst vor Göttern nicht zurück. Sie schlugen sie mit Ruten oder stachen sie sogar mit spitzen Stöcken, nur um sie anzutreiben, nur um sie vorwärts zu treiben und um Zeit zu sparen.

Zeit?

Bedeutete Zeit irgendetwas für Götter?

Nein, so behandelte man keine Götter, war meine Erkenntnis, und deshalb zog ich erneut vorsichtig am Strick. Doch die Göttin rührte sich nicht, und ich setzte mich wieder nieder ins Gras.

Mein Vater würde zwar ärgerlich sein, doch dies war er häufig. Er war eben ein mit irdischen Dingen verhafteter Mensch, mürrisch, gottlos und rachsüchtig.

Während ich mich setzte, riss die Göttin am Strick. Ungestüm, herrisch. Götter sind eben launisch, dachte ich und wandte das Gesicht der Göttin zu.

Diese beachtete mich jedoch nicht, sondern stupste mir mit ihrem Schädel ins Gesicht. Wie können Götter einen so harten Schädel haben?, fragte ich mich benommen und verlor das Gleichgewicht. Ich gab mir zwar redlich Mühe, wieder auf die Beine zu kommen, aber die Göttin brachte eine neue Variante ins Spiel.

Menschliches, Tierisches, Göttliches war es, was sie nun trieb.

Der Strick glitt mir aus der Hand, hinterließ ein blutiges Zeichen, ein Mahnmal auf meinem Handinnern, und die Göttin lief einfach davon. Ich folgte ihr.

Es war der Weg nach Hause. Die Göttin kannte ihn ebenso gut wie ich. Über hochbeinige Brücken trabten wir. Durch ausgetrocknete Bäche rannten wir. In wiegende Halme starrten wir. Vom Staub atmeten wir. Zur ausgelöschten Sonne sahen wir. Zu Hause waren wir.

Noch immer war ich von finsterem Nichtwissen befangen. Träume, Qualen, hatten sich in mir aufgespeichert, immer noch drängte mich die Unrast hinaus, herum, hinunter und hinauf.

Noch immer wartete ich auf das lampengleiche Wissen der Götter, doch immer verblasste schon der erste Ton, bevor sie überhaupt zu flüstern begonnen hatten.

Den ersten Göttern waren zweite Götter gefolgt. Den zweiten dritte, dann vierte, fünfte......

In Menschengestalt hatten sie mit mir geredet, gelacht und geschwiegen. In Tiergestalt hatten sie mich gebissen, verjagt und mit entrückten Kobra-, Fisch-, Hunde-, Affen- und Rattenaugen angesehen. In der Natur hatten sie mich geprüft mit Kälte, Regen, mit Wolken. Mit Schatten hatten sie mich verzaubert, geködert, und mit Blitz, mit Feuer, mit Sturm, hatten sie mir ihre Macht gezeigt.

Aber noch hatten sie nicht wirklich gesprochen, hatten weder Nein noch Ja gesagt, und ich wurde zwar älter, doch alterte ich nicht.

Auch heute, auch diesmal, war ich wieder zu den Tempeln unterwegs, um den Göttern nahe zu sein. Ich wollte vor den steinernen Standbildern knien und beten. Ich wollte ihnen Blumenopfer bringen und sie betrachten. Ich wollte ihre seltsame, zeitlose Gelassenheit in mich aufnehmen, ihren menschlichen Ausdruck und ihre Gestalt.

Denn oft, zu oft, waren sie Eisblöcke, unmenschlich grausam. Überirdische Materie. Zeitlos.

Waren sie es nur für mich?

Jedenfalls, dies wusste ich, andere suchten ebenso verzweifelt wie ich, suchten Gott kriechend, sitzend und anderswie.

Wo war ich?

Irgendwo war ich wieder gelandet heute, stand vor Menschen, stand auf einer Straße, sprach zu Menschen. Eben wischte sich jemand neben mir über die Stirn, so, als wollte er alles abwischen, Gedanken, Sorgen, Hunger und anderes.

Ich hörte es förmlich wispern, hörte, wie er ausatmete, förmlich seine Gedanken ausatmete.

Er war einer der Nackten, gemeinsam mit anderen Nackten und einem Weißgekleideten. Das Ideal der alabastergleichen Reinheit war jedoch nicht erfüllt, erkannte ich, denn sein Gewand wies viele Flecken auf und sah aus, als hätten sich Speisereste von tausend religiösen Jahren darauf versammelt.

Doch seine Miene schien zu sagen: Erst recht, und sein Blick war sekundenlang in den Himmel gerichtet und kehrte dann wieder zum Boden zurück, vor seine Füße.

„Ich bin schuldig", rief er jetzt. „Das Kristall meiner Lebensmonade ist von dunkler Einströmung befleckt. Ich habe einen Bissen Fleisch hinuntergeschluckt. Man wollte mich vernichten. Ja, vernichten!"

Immer wieder hörte ich dieses hässliche „vernichten", „vernichten" und beobachtete ihn nun mit gespannter Aufmerksamkeit. Die anderen Mönche blieben ungerührt von seinen Ausbrüchen und beachteten ihn nicht.

„Jesus ist ein Kreuz auf den Kopf gefallen", ließ er sich wieder vernehmen und ruckte dabei heftig mit dem Kopf, wobei mir nicht ganz klar wurde, ob er in weiser Voraussicht handelte, um ein ihm ebenfalls auf den Kopf fallendes Kreuz abzuwehren, oder anderswie gelagerte Absichten damit verfolgen wollte.

Die anderen Mönche schwiegen. Sie waren eifrig damit beschäftigt, den Weg vor ihren Füßen mit einem kleinen Besen zu fegen.

Kein Lebewesen darf zertreten werden, auch nicht das geringste, wusste ich, denn meine Mutter hatte mich des Öfteren über die täglichen Bettelgänge der Jaina – Mönche belehrt.

Der Mönch der schon vorher gerufen hatte, und dessen Gewand bestimmt nicht einmal mehr für einen Brautschleier einer Dorfhochzeit zu gebrauchen war, rief wieder und blieb dabei unter einem geöffneten Fenster stehen:

„Wer hat hungrige Flöhe zu Hause? Wer hat hungrige Flöhe und Wanzen zu füttern? Wessen Flöhe haben Appetit auf frisches Blut?"

Nach einer winzigen Weile rief irgendwo aus der Tiefe des Hauses eine tiefe Stimme:

„Ich! Ich! Ich!"

Der Mönch wartete. Ich wartete ebenfalls. Die anderen Mönche jedoch, welche gänzlich nackt waren, waren weitergegangen.

Langsam, behutsam. So schnell es ihnen möglich war.

Die kleinen Besen bewegten sich dabei in der Sonne, auf – und niederschwebend, nieder – und niederschwebend.

Sie mochten sich nicht, merkte ich. Denn in alten Zeiten waren sie ganz nackt, später zogen sie sich etwas an. Nicht viel zwar, aber immerhin etwas. Und dies waren alte und neue Mönche. Die neuen waren jedoch auch schon ziemlich alt. Ein paar Jahrhunderte, vermutete ich, denn genau wusste ich es nicht.

Die Götter sind seltsam, dachte ich, und die Menschen sind seltsam. Das Leben ist seltsam. Alles ist seltsam.

Der Mönch wartete. Ich wartete.

„Hier", rief die Stimme wieder. „Hier!"

Ungerührt wartete der Mönch. Sein kahler Schädel leuchtete, blitzte in der Sonne. Die Schweißtropfen darauf leuchteten, blitzten. Die Augen des Mönches leuchteten, blitzten.

Dann öffnete sich eine Türe.

Ein Mann  trat heraus. Er war bekleidet, nicht nackt. Der Mann schleppte eine große, ja ziemlich große Matratze mit sich. Ein kleines Lächeln lag auf seinem Gesicht. Fast unmerklich. Fast unwirklich.

Fast ein Mensch, dachte ich.

Die Matratze warf er nun zu Boden. Dann sagte der Mann: „Da!"

„Danke", sagte der Mönch und legte sich auf die Matratze.

„Hoffentlich sind genug Flöhe zu füttern da", fügte er noch hinzu und blieb dann still liegen.

„Genug", antwortete der Mann und verschwand im Haus.

Ich wartete.

Jetzt drehte sich der Mönch gerade auf die andere Seite.

Dann drehte sich der Mönch auf die entgegengesetzte Seite.

Ich wartete.

Ich fragte mich, wie lange es wohl dauern würde, bis die Flöhe und Wanzen gefüttert sein würden und fragte: „Wie lange wird es wohl dauern, bis die Flöhe und Wanzen gefüttert sein werden?"

Der Mönch antwortete nicht.

Ich fragte.

Der Mönch antwortete nicht.

Ich wartete.

Ich fragte.

Ich lief weiter.

Ich war eine Weile gelaufen, und nach einer Weile war ich vor einem Tempel angelangt. Ich kannte diesen Tempel noch nicht. Ich trat auf den Tempel zu. Der Tempel war prächtig, das sah ich.

Ich glaube, er war rund. Doch ich bezweifle, dass er rund war; denn die wenigsten Tempel sind rund. Ich weiß nur, auf dem Dach war ein zweites Dach, welches das erste krönte, und von schmalen, schmucklosen Nischen durchbrochen war. Vielleicht zeigte es gar kühn in den Himmel?

Ich trat näher.

Beim Näherkommen sah ich noch viele Dinge. Zuerst sah ich dies, und darauf sah ich jenes. Zuerst sah ich den Eingang. Ich sah keinen zweiten Eingang. Der Eingang war flankiert von zwei nüchternen und schlanken Säulen. Sie führten nach oben in den Himmel, in die Felsen.

Der Tempel war jedoch kein Felsentempel. Dies sah ich. Trotzdem war da Felsen, trotzdem führten die Säulen in die Felsen. Dann sah ich, wie vielfältige Bogen die eine Vorhalle überwölbten.

Ich war noch ein Junge. Ich erkannte nicht viel. Ich sah nicht viel. Ich wusste nicht viel.

Rechts, links, in der Mitte, waren behauene Pfeiler und halbbehauene Blöcke. Ein Pfeiler teilte den Raum in zwei Hälften. Ich blickte nach oben. Die Sonne stand fast senkrecht über dem Tempel, glaubte ich, denn schmale Sonnenstreifen kamen von irgendwo her und tanzten irgendwo hin. Ich konnte keine Öffnungen erkennen. Ich trat näher.

Kaum hatten sich meine Augen an das Dämmerlicht gewöhnt, da sah ich vieles.

Stein, behauener Stein, traf mich wie eine stumme Rede, traf meine Augen, raste zum Gehirn, verweilte dort, arbeitete dort, erzeugte dort Visionen, wie ich heute glaube.

Doch mit den Augen sah ich nichts. Dies wusste ich.

Viele Götter sah ich sitzen, doch niemals saßen sie. Ich sah sie tanzen, nach links schreiten, sah ihr ewiges Lächeln. Königliche Ungezwungenheit wechselte ab mit lässiger, mit entrückter Haltung.

Dann waren es Hände. Hände, die nach vorne kamen, direkt auf mich zu, sich umarmten, sich begrüßten, die Handflächen nach außen drehten und wieder verschwanden.

Sieh das Wechselspiel, sieh die Zweideutigkeiten, schienen sie zu sagen. Sieh uns zu, betrachte uns, verbünde dich, verheirate dich mich uns. Folge irdischen, folge himmlischen Regeln! Folge uns!

Und wieder Hände. Noch einmal Hände. Noch einmal Finger. Finger wanderten nach außen, von einer Hand zu anderen, umschlangen sich, suchten und verloren sich wieder. Daumen verschmolzen mit Zeigefingern, zeichneten Zeichen, gaben Signale, sprachen, schwiegen. Finger ergriffen kleine Glöckchen. Finger ergriffen diamantene Zepter, schwangen sie, schwangen nach unten, nach oben. Und nach dem Tanz von Beinen, Fingern, Körpern, Händen, Gliedmaßen, sah ich Gesichter. Gesichter verzückt vor Staunen, mit geweiteten Augen, mit verdrehten Blicken. Ich sah die Götter selbst. Ich sah ihre Lippen halb offen, sah verzerrte Münder, und ich sah Zahnreihen von tierischer Wildheit und Kraft.

Die göttlichen Augen durchdrangen mich, beherrschten mich, weckten in mir Leben, Licht, Ursprung, Glanz und alle Dinge.

Die Götter zeigten sich dem Menschen, meisterten den Menschen, wandelten den Menschen.

Und dann war nur noch er da. Brahma! Mit obszöner Fratze, mit habgierigem Gesicht, mit todesstarrer Maske.

Nein, das war nicht Brahma! Dies war ein kleines Kind, ein dickes, trommelbäuchiges Kind, das vor meinen Augen herumhüpfte.

Meine Sinne schärften sich, meine Sinne schwächten sich. Ich war der Ohnmacht nahe, tanzte in den Schauergesellschaften der Unterirdischen, der Verstoßenen.

Und Brahma?

Brahma kam. Der große Alte, der Urahn, kam. Ich sah ihn. Ich sah das kosmische Ei, das tausend Jahre auf dem Ozean trieb. Ich spürte den prophetischen Wind, und eine Lotusblüte, die wie tausend Sonnen strahlte, strahlte. Und breitete sich aus über das All. Und Brahma kam im Tanzschritt. Und seine Finger erhob er gleich Flügeln, und Flügeln gleich entstieg er dem Lotus, sich erschaffend und die Schöpfung erschaffend. Ich war noch ein Kind, doch ich sah Brahma, und mein Blick glitt weiter, hin zu Brahma, weg von Brahma.

Unwissenheit sah ich bei Brahma, denn er war noch nicht allwissend.
Und die Unwissenheit war schon groß.
Ich sah es.
Brahma schrie. Brahma wütete, fluchte und betete und warf die
Unwissenheit in den Abgrund, in den ziegenköpfigen, löwenmähnigen,
kuhmäuligen Abgrund. Doch der Abgrund wuchs. Wuchs, wurde dunkel,
wurde finster, wurde Nacht.
Ich sah die Nacht. Sah aus ihr struppige, haarlose, lehmfarbene,
ockerfarbene Mächte herausquellen, empor sprudeln.
Ich sah, wie sie sich über alles ergossen. Über Brahma, über die Erde,
über das Wasser, und ich hörte, wie sie mit gewaltiger Stimme riefen,
schrieen, tobten, lachten.
Gebannt, fasziniert, starrte ich, sah ich, hörte ich.
Aber Brahma war stark. Sehr stark. Obwohl noch unwissend, stieg sein
Allwissen, und so siegte er. Siegte über irre Lachende, Krähenfüßige,
Hundsrachige, und siegte über röchelnde Menschenköpfige.
Und er siegte über alles und jeden.
Doch seine Gattin sah ich nicht.
Denn Shiva kam.
Der Asket Shiva mit weißem Gesicht, mit erschreckend weißem Gesicht
und wirren Haaren, gehüllt in ein Tigerfell.
Ich schrie. Shiva schrie. Doch er kämpfte nicht. Shiva fing an zu tanzen.
Sein Antlitz leuchtete im blendenden Schein eines Lichtes, und darüber
sah ich eine Trommel.
Es war Shivas Trommel. Hergestellt aus zwei Menschenschädeln,
bedeckt mit gespannten Häuten, zusammengehalten von Schnüren.
Shiva trommelte nicht, und doch waren unwirkliche, ferne
durchdringende Töne zu hören.
Auf der Stirn hatte Shiva Augen. Zwei und eines. Er hatte fünf Gesichter
und vier Arme.
Ängstlich, zitternd, duckte ich mich. Ich wusste, Shiva würde mich,
konnte mich verbrennen, so, wie er die Götter, die Kreaturen, verbrannt
hatte mit seinem Auge, mit seinem dritten Auge.
Aber Shiva beachtete mich nicht. Shiva schüttelte seine Halskette aus
Totenschädeln und setzte ein Bein vor das andere.
Shiva tanzte.
Ich sah zuckende, lange, kurze, runde und dicke Beine. Ich sah Shiva
wirbeln, hüpfen, gehen und stehen. Und es lag Schöpfung, Vernichtung,
Erhaltung, Verhüllung und Erlösung in diesem Tanz.
Shiva schrie Verdammnis, Freude, Schmerz und Zorn hinaus.
Der Boden, ich spürte es, begann zu zittern, zu beben.
Shiva tanzte im Zorn. Shiva wollte mich töten. Die Bewegung des
Universums strömte von Shiva aus, als sein Tanz in unsäglicher Raserei
gipfelte und siedende Hitze ausströmte.

Andere Götter versammelten sich nun, nur um Shiva tanzen zu sehen, um ihn anzufeuern, um die irdische Scheinwelt einbrechen zu sehen und um mich zu zerstören.

Ich zitterte. Ich kroch. Und dicht an den Boden gepresst versuchte ich, in eine dunkle Ecke des Tempels zu entfliehen. Doch Shiva folgte mir. Die Götter folgten mir.

Und dann kam sie. Die Gemahlin Shivas. Namen hatte sie viele. Wirkliche und unwirkliche. Diesmal war sie Durga.

Mit heraushängender Zunge tanzte sie, wie eine von einem grausamen Gott entsandte Ballettänzerin, mit wirren Haaren. Um den Hals hatte sie eine Kette aus Totenschädeln. Wie Shiva. Doch sie war nicht Shiva. Sie war Durga, die große Mutter. Ein Urbild war sie und doch viel mehr. Und sie tanzte auf mich zu. Immer wieder, immer dichter, immer bedrohlicher.

Traurigkeit überfiel mich, doch auch Freude durchströmte mich, denn ich hatte sie gesehen. Selbst wenn sie mich jetzt töten würde, wenn Shiva oder die anderen Götter mich töten würden.

Schrittweise kamen sie näher. Durga, Shiva, Lakshmi, Vishna und andere.

Dann stand Durga vor mir, ging förmlich durch mich hindurch, verschwand in mir. Ich schien kein Mensch mehr zu sein.

Zähne, Knochen, Schädel, Glieder, klapperten und dröhnten.

Augen waren auf gerichtet, durchbohrten, erdolchten mich, und Hände, Arme, Beine umschlangen mich, drückten und erwürgten mich.

Doch immer noch sah und nahm ich viele Dinge wahr.

Durga war nicht mehr, denn Kali entstieg der Stirn der zornigen Durga. Wildblickend, mit Schlinge und Schwert bewaffnet, eine Schädelkeule tragend und wie Durga geschmückt mit einer Kette von Menschenschädeln.

Angewidert fuhr ich zurück, wollte fast mit dem Stein verschmelzen, meinen eigenen Grabstein über mich stülpen, doch Kali lachte nur und schaute uns der Reihe nach an, doch in Wirklichkeit nur mich.

Gekleidet war sie mit einem Pantherfell, und ihr grässliches, vertrocknetes Fleisch jagte mir Schauer um Schauer über den Rücken. Ihr Mund stand weit offen und die Zunge hing heraus.

Und dann brüllte Kali. Unsichtbar veränderten sich dabei ihre Augen, wurden rötlich, hellrot, dunkelrot, blutrot. Bis sie platzten und mir das Blut über das Gesicht lief.

Der ganze Kosmos schien mit dem Gebrüll Kalis erfüllt zu sein.

Doch ich lächelte, und das Ende kam. Kali setzte einen Fuß vorwärts, zuerst den linken, darauf den rechten. Ich versuchte vergeblich mich wegzuwälzen, mich zu bewegen. Doch es war zu spät. Kalis Fuß traf mich, und als ich starb wurde es dunkel und finster um mich.

„Er weint", hörte ich eine Stimme, während mein Körper zuckte und in Schwingungen hin und her schlug, auf und ab schlug.

„Er zittert", hörte ich eine andere Stimme, und Unsichtbares schlug mir auf den Bauch und trommelte darauf herum.

„Er hat Hunger", sagte eine weitere Stimme, und wieder spürte ich das seltsame Trommeln.

„Hör auf ihn auf den Bauch zu klopfen!", befahl eine Stimme einer anderen Stimme und das Trommeln klang ab.

Dann spürte ich mein Gesicht, meinen Hals, meinen Körper, nass werden.

„Du ertränkst ihn!", schrie aus der Stimmenansammlung eine Stimme, und ich wurde hochgerissen und auf die Beine gestellt.

Ich murmelte etwas. Ich lallte irgendetwas. Ich stotterte Unverständliches.

„Er ist verwirrt", glaubte ich zu hören.

„Er ist krank", vermeinte ich zu hören.

„Nein, es waren die Götter, die ihn verwirrt haben, so wie uns alle", sagte eine barsche Stimme dazwischen.

Ich öffnete die Augen und sah. Mönche standen um mich herum. Sie betrachteten mich.

Ihre Gesichter, ihre Mienen zeigten Ärger, Zorn, Abscheu und Mitleid.

„Es waren bestimmt die Götter", wurde wiederholt, und ich betrachtete den Sprechenden. Er war groß, kahl und breitschultrig. Alle Mönche sind kahl, du Narr, erinnerte ich mich und blieb stumm. Gekleidet war er und die anderen in Orange. Ich wusste warum.

„Du versuchst die Götter", widersprach ein kleiner Mönch dem großen Mönch, der eben gesprochen hatte.

„Oder die Götter uns", lachte der große Mönch, aber der kleine Mönch lachte nicht.

„Geh nach Hause, mein Junge!", sagte hierauf der große Mönch zu mir, und ich bemerkte, dass ich mit dem Kopf nickte. Dann verließ ich den Tempel, immer noch schwankend, unsicher und stolpernd.

Aber ich ging.

Ich trat hinaus auf die Straße. Ich war also doch nicht tot.

Aber Kali?

Aber Shiva?

Nur die erste Wirkung, die zweite Wirkung der Götter, beruhigte ich mich. Ich bin allein, tröstete ich mich, aber sind nicht auch die Götter allein? Der Boden unter meinen Füßen vibrierte immer noch. Ich bewegte die Füße, so als würde ich sie vom Boden hochziehen. So schritt, ging, schwebte ich dahin. Über Gummi -, Samt – und Puddingberge lief ich so und kam nirgendwo an. Ich war noch nass, doch ich trocknete rasch. Doch ich hörte auch etwas. Ich hörte Gelächter. Unbekümmertes, freches und, wie mir schien, unpassendes Gelächter. Es kam von allen Seiten auf mich zu, hüllte mich ein, schwellte ab und schwellte an. Ich sah mich um und starrte ungläubig, wurde von meiner eigenen Blindheit, meiner eigenen Ungläubigkeit, genarrt.

Das Lachen verstärkte sich, und mein Kopf sank förmlich in den Körper zurück, versuchte unsichtbar zu werden und schaffte es nicht.

Dann erfasste ich es mit den Sinnen, wusste es und zuckte mit den Achseln. Abwehrend, zustimmend, übereinstimmend?

Möglich war vieles während dieses Augenblicks, an dem ich sie sah und hörte.

Ich hörte und verstand. Nicht vieles, etwas Weniges nur. Es war Gelerntes, aufgeschnapptes. Es waren Wörter, Sätze, in fremder Sprache. Meine Mutter sprach manchmal, eher selten, so zu mir.

War es Wissen, waren es Kenntnisse, die nicht verloren gehen dürfen? Oft behauptete sie es. Oft widersprach man ihr. Und ebenso oft wurde sie gescholten dafür.

Mein Vater, Großvater, Großmutter, schalten sie. Andere, viele schalten sie. Und doch sprach sie so, zu mir, mit mir.

Ich sah nach oben. Ich sah zur Seite, und diesmal sah ich es, sah sie. Sah weiße, fahle, hitzerote Gesichter und leuchtende, gelbe Haare, die in dünnen Strähnen auf magere Schultern fielen. Männer? Frauen? Ich konnte es nicht unterscheiden. Aber dies mussten sie sein. Dies mussten die Menschen sein, von denen ich gehört hatte. Sie kamen von fremden Ländern, hatte ich gehört, kamen in unser Land und suchten irgendetwas. Niemand wusste jedoch was. Niemand wusste warum. Doch sie kamen. Sie kamen zu Unzähligen. Sie kamen in jede Stadt, jedes Dorf, jeden Tempel, jede Höhle, jede Hütte. Und alle waren sie jung. Sie suchen Gott, hatte ich manche Erwachsenen oft lachen gehört. Sie suchen Rauschgift, vergessen, Träume, hatten andere entgegengehalten.

Sie sind eine Gefahr für uns. Sie zerstören unsere Kultur. Sie bringen Unruhe und Zerfall. Nein, sie sind krank, stellten wieder andere fest. Sie bringen Geld, Wohlstand, Fortschritt, in unser Land, hatten dann die einen zu den anderen gesagt, und alle hatten ungläubig die Köpfe geschüttelt. Ungläubig, langsam, nachdenklich.

Und nun standen diese Menschen vor mir, neben mir, und verlachten mich, verspotteten mich.

„In diesem Land schweben sogar schon die Kinder", sagte jemand mit rasselnden Atem, und einige lachten.

Ich verstand und begriff. Die fremde Sprache war nicht so fremd. Ich verstand. Nicht alles, aber genug.

„Vielleicht hat er Gott getroffen", warf ein Mädchen, das vielleicht auch ein Junge war, ein. Ich wusste, ich war noch benommen und schwankte hin und her.

Waren mir die Götter zu nahe gekommen, oder war dieser Zustand göttlich?

Ja, aber schwarze Ameisen liefen mir über den Rücken. Hinauf und hinab. Und hinauf.

Aber plötzlich war es vorbei. Ich war wieder der, der ich war, der, der ich bin. Und dann betrachtete ich sie. Erst blickte ich nach oben, später blickte ich nach unten.

Sie redeten, lachten, alberten um mich herum, während ich starrte. Auf den Boden starrte ich und sah nur blanke Füße. Barfuss waren sie alle. Barfuss wie unsere Büßer, doch sie waren keine Büßer. Büßer lachen, kichern nicht. Büßer sind nicht schmutzig, so wie sie. Doch waren sie Asketen?

Unmöglich, dachte ich. Unmöglich, und hörte auf das Rauschen in mir. Sie haben zuviel Tand an sich, zuviel Dinge. Sie strahlen Unwissen, Ahnungslosigkeit, aus. Sie sind Kinder, dachte ich, obwohl sie Riesen sind. Kindliche Riesen.

Wieder sagten sie etwas, doch diesmal verstand ich nichts und schwieg. Schwieg, wie ich auch bisher geschwiegen hatte.

Was sollte ich auch sagen?

Jetzt drehten sie sich um, wandten sich ab von mir und liefen die Straße hoch.

Waren sie meiner müde geworden?

Hatten sie genug gesehen an mir, an mir, den Eingeborenen?

Spielte ich, wir alle, in unserem Land nur eine Statistenrolle für sie? Manche hatten es behauptet, ich erinnerte mich, dies gehört zu haben. Doch ich folgte ihnen. Trieb hinter ihnen her, wie der Wind ein welkes Blatt vor sich hertreibt. Einige von ihnen warfen die Arme hoch in die Luft, während sie gingen, kreisten damit und ließen sie wieder fallen. Wieder andere hüpften über den Boden, wippten mit den Schultern hin und her und klatschten dabei in die Hände. Unrhythmisch. Einfach so, wie ich glaubte. Dabei flogen die langen Haare auf und ab, hin und her. Ein Mädchen, ich glaube, es war ein Mädchen, spielte mit einer langen Kette, blickte durch runde Gläser irgendwohin in die Ferne, sang vor sich hin und tänzelte dabei auf dicken, platten Füßen auf und ab.

Immer noch folgte ich, doch sie beachteten mich nicht.

War ich nur ein halbes Wesen?

Sie flogen leicht wie Vögel vorwärts, und doch wirkten sie zerbrechlich, verstört und verwundbar.

Dann hielten sie, aber sie hielten nicht wirklich.

Sie umkreisten, sie umflogen einen der fliegenden Händler und kauften und kauften, wie ich sah. Sie kauften alles und nichts. Meine Augen weiteten sich. Ich spürte es. Ich sah es.

Warum, dachte ich verzweifelt, hatten sie so viel von dem, was uns fehlte?

Warum hatten sie so viel und nahmen uns noch das Wenige weg?
Ich verstand es nicht und verstehe es immer noch nicht.
Damals sah ich nur, wie sie in Taschen griffen, in umgehängte, in
aufgenähte, in lederne, in gestickte, und Geld hervorholten.
Viel Geld. Mehr Geld. Bündelweise Geld.
Waren sie reich?
Waren diese seltsamen Paradiesvögel reich?
Sie mussten es sein, denn hatte sonst jemand, der einfach vorbeiging,
der einfach meinen Weg kreuzte, so viel Geld?
Niemand von uns, niemand hatte jemals so viel Geld. Dies wusste ich.
Doch diese hier, diese Dünnen, Ungesunden, wirr Gekleideten, mit
flackernden Augen, kauften.
Sorglos, wahllos, dies sah ich.
Sie kauften Dosen, Flaschen, Schachteln. Sie aßen, tranken, rauchten.
Sie warfen Halbvolles, Halbleeres, Halbgerauchtes, auf die Straße, in
den Schmutz.
Und sie lachten, freuten sich und sprangen nach einer Weile wieder
weiter, während ich noch verwirrt und störrisch auf die Straße starrte, wo
inzwischen viele suchten.
Viele suchten, fluchten uns schimpften dabei und suchten trotzdem.
Bettler, Asketen, Kinder und andere sah ich. Alle suchten, viele fanden.
Wie kommt es, dachte ich damals, dass der Mensch so ist?
Warum suchen Asketen?
Warum suchen sie Wertloses, weltlichen Tand?
Heute ahne ich einiges, jedoch nicht viel.
Mit Fragen kam ich nach Hause. Mit Fragen wollte ich Gewissheit,
Klarheit.
Ich wusste, meine Mutter wusste darum, denn sie hatte oft erzählt von
der Welt der Anderen. Sie hatte oft erzählt von ihren Jahren bei den
Anderen, bevor mein Vater sie holte, sie befreite, wie er es nannte.
Versklavte, wie sie es rief. Hatten beide recht?
Doch meine Mutter schüttelte nur den Kopf und sprach nicht viel,
während mein Vater abwehrend und böse lachte.
„Kümmere dich nicht darum!", sagte er nur und betrachtete meine Mutter
mit einem seltsamen Blick.
Dann hatten beide geschwiegen, und auch ich schwieg, denn
Schweigende geben keine Antwort.

Die Luft stand schwer und still. Vor mir sah ich dunkle Wolken am Horizont, dort, wo der Ganges einen Knick machte, seine Wellen sacht ans Ufer warf und mit ihnen auch Holz, halbverkohlte Leichen, ertrunkene Tiere, Aschestückchen und sonstigen Schmutz. Viel, viel Schmutz.

Ich aß am Gangesufer, nahe den Treppen, saß und dachte.

Ich war älter geworden, doch immer noch sehr jung.

Noch war mein Weg nicht vorgezeichnet, noch flüchtete meine Zukunft vor mir, sobald ich versuchte sie zu beschwören, sobald ich sie um Auskunft anflehte.

Vor mir badeten die Gläubigen, nahmen ihr rituelles Bad. Ich sah, wie sie Blumen ins Wasser warfen, wie sie sich Blumenkränze flochten und langsam ins schmutzige Wasser hinabstiegen, und ich hörte, wie sie dabei Gebete murmelten.

Dazwischen knarzten, knirschten und ächzten hölzerne Kähne, während Ruder ins Wasser platschten. Kleider wurden in die Brühe getaucht, ausgewrungen, gegen Steine geschlagen und nass wieder angezogen. Andere tauchten ganz in das Wasser ein, steckten sogar den Kopf hinein, blieben so lange wie möglich unten und kamen dann wieder an die Oberfläche und tauchten wieder unter, und wieder.

Doch ich war nur zu kleinen Gedanken fähig. Doch auch kleine Gedanken werden wachsen, tröstete ich mich und sah weiterhin wie ein durch Flecken getrübtes Glas auf das menschenangefüllte Bad unter mir. Tod, Verwesung, lagen in der Luft, ich spürte es. Aber, war der Tod wirklich? War er nicht vielmehr Maya?

War das Leben nicht nur eine pralle Seifenblase, die plötzlich platzte? Ich schüttelte den Kopf und blickte nach rechts. Ein schauriger Rhythmus schwoll an und ab. Trauernde kamen, wehklagten und schoben eine Leichenbahre.

Näher und näher kamen sie. Auf einem kleinen Gestell lag eine große Bahre. Gezimmert aus billigen, fasrigen Brettern. Ein Reicher war gestorben, denn Bretter waren kostbar, waren teuer, waren unerschwinglich, für uns, für viele, für fast alle.

Nun sah ich auch den großen Stapel Brennholz, der aufgeschichtet wartete. Unberührt, stumm.

Und auch ich blieb stumm.

Sätze hörte ich, ungläubige, ängstliche, und ich sah die Trauernden. Eine Frau, einen Sohn, eine alte Frau, einen Mann, zwei Töchter, ein Kind. Das Kind klammerte sich an die Hand der Frau. Die Frau weinte. Aber sonst weinte niemand.

Dann kamen andere und hoben den steifen Leichnam von der Bahre. Sie sahen stumpf aus, die anderen, erschreckend stumpf. Der Leichnam schwebte nun in der Luft. Eine Ewigkeit. Minutenlang. Und dann wurde er auf den Holzstapel gelegt. Weiß, unberührt, lag er da. Wie alle Tote in

Indien war er weiß. Denn weiß ist alles. Leben und Tod, Trauer und Freude.

Ich starrte und bemerkte, wie nach einer winzigen Pause des Zögerns Holz aufgeschichtet wurde. Immer höher, bis der Leichnam verschwunden war. Nur das Gesicht ließen die, die das Holz aufschichteten, frei. Starr blickte es in den Himmel, beinahe erwartungsvoll.

Jetzt sah ich noch mehr. Ein Priester war vorgetreten, auf den Toten zugetreten. Er malte. Mit Sandelholzpaste malte er das Zeichen auf die Stirn. Zum letzten Mal auf dieser Welt malte er das Kastenmal auf die Stirn des Toten und trat darauf zurück.

Zeichen gab nun der Priester. Winke, Befehle. Reis wurde vorbereitet; Reis wurde gekocht, um den Toten zu opfern, um den Toten zu ehren, während der Priester den Platz reinigte. Böse Geister trieb er hinweg, um nur Platz zu lassen für den einen Geist, der bald aus dem Körper freigelassen wurde, mit des Feuers, mit Agnis Hilfe.

Schweigend gingen nun vor meinen Augen der Priester und seine Gehilfen herum. Langsam und steif gingen sie. Warteten. Jetzt nahm der Priester einen Bronzeteller in die Hand, murmelte Mantras, beschwor, flehte an und ließ unvermittelt auf dem Teller die heilige Flamme erwachen, rief das Feuer, rief Agni zu seiner heiligen Pflicht auf.

Stille lag nun über dem Ganzen. Zögernd trat dann der Sohn, der Junge, nach vorne. Der Priester winkte ihm, wartete und ging dann auf ihn zu, wobei sich seine Lippen zu einem unnatürlichen Grinsen verzerrten. „Geh!", hörte ich nun eine Stimme. Die Frau, die Mutter, hatte gesprochen. Immer noch zögernd gehorchte der Junge, nahm den brennenden Bronzeteller, den der Priester hielt, in Empfang und umkreiste mit müden, langsamen Schritten dreimal den Scheiterhaufen. Der Tod schien allgegenwärtig zu sein. Hier an dieser Stelle, hier an diesem Ort.

Der Junge war wieder neben die Frau getreten und stand still. Es dauert lange, dachte ich und wartete auf den Fortgang der Zeremonie. Sonst aber dachte ich nichts. Eine Weile geschah nichts. Der Priester blätterte in einem schmalen Heftchen und suchte darin. Irgendwas. Zwei, drei Minuten lang, dann hob er die Stimme und sang, mal hoch mal tief. Er sang die heiligen Sanskritgebete, sang von Feuer, von Elend und Schmerz. Der Priester sang von den Fängen des Todes, von Fehltritten des Toten, und er sang von Vergänglichkeit.

Der Junge hielt immer noch den Bronzeteller, der still brannte.

Nach dem Singen schwieg der Priester fünf Minuten, zehn Minuten. Ein Mann trat vor. Legte, warf, Kampferstücke auf den Leichnam, über, neben den Leichnam, ging und kehrte zurück. Diesmal sprengte er Benzin, schüttete davon aus hässlichen, dunklen Blechdosen, schüttete überall hin.

Ist Agni so schwach geworden?, dachte ich verärgert. Kann Agni nicht mehr brennen ohne Hilfe von verschüttetem Benzin?

Ist dies noch Indien?

Niemand aber kümmerten meine Gedanken, so bemerkte ich, denn der Priester hatte inzwischen eine Fackel geholt und reichte sie dem Jungen. „Hier!", sagte er, und der Junge nickte. Mit der Fackel in der einen Hand, mit dem immer noch brennenden Bronzeteller in der anderen Hand, stand er still. Er wirkte wie eine zerbrechliche, halbzersprungene steinerne Statue, wie er so dastand.

„Beeile dich!", sagte der Priester in die Stille hinein, und wieder nickte der Junge. Darauf leckte er sich über die Lippen und führte die beiden, die Fackel und den brennenden Bronzeteller, zusammen. Während die Fackel aufflammte, reichte er den Bronzeteller an den Priester zurück. Dieser nickte ihm zu. Aufmunternd, befehlend, drängend.

Gehorsam, mechanisch, trat der Junge mit der brennenden Fackel in der Hand auf den Holzstoß zu, dabei ein Kampferstück suchend, wie mir schien, und setzte den Holzstoß in Brand.

Flammen sprühten auf, während das Feuer anwuchs, nach oben kletterte und blitzschnell den Spuren des verschütteten Benzins nachlief und dabei die verteilten Kampferstücke erreichte.

Rote, gelbe, blaue Flammenbündel begannen nun wie feurige Gespenster auf und um den Toten herum zu tanzen. Immer höher schlug das Feuer, verscheuchte im Umkreis des Scheiterhaufens jeden bergenden Schatten, jeden Anhauch von Dunkelheit.

Der Junge war zurückgetreten und starrte mit großen dunklen Augen, in denen weder Freude noch Schmerz zu erkennen waren, in das Feuer.

Nur die Frau, die Mutter, die Gattin, stand mit weit ausgebreiteten Armen bewegungslos am Rande der prasselnden Flammen und murmelte etwas.

Betet sie, oder flucht sie?, dachte ich und konnte den Blick nicht von dem makabren Schauspiel abwenden.

Nun bückte sich die Frau, nahm von dem vorbereiteten Reis und warf davon in die Glut. Wie Tränen schimmerten die geworfenen Reiskörner. Sie zischten kurz auf, wurden von der ausstrahlenden Hitze förmlich in Stücke geschlagen und fielen dann nirgendwohin. Dann stand sie still.

Ich sah aber noch mehr. Ich sah den Kopf des Verstorbenen, den Kopf des Toten, plötzlich lebendig werden, sah, wie der Oberkörper nach vorne schwang und wie die Augen dabei wild hin – und herrollten.

Vor meinen Augen waren nun rasend wechselnde Bilder zu sehen. Ich sah einen aufgerissenen Mund, erahnte den dahinter lauernden Schlund, vermeinte den Schluckreflex zu erwarten und sah wiederum die Augen. Zwei viereckige Augen, weiß, mit tiefschwarzer Iris, blickten mich an, und dann lachte der Mund ein blubberndes, anstößiges Lachen, ohne Pause, wie mir schien. Lachte und lachte. Das Lachen erklang wie gegeneinanderstoßendes Tongeschirr, wie zu Abfall geworfene Scherben, mit quietschenden Eimern zu Haufen geschüttet.

War es der Tod, der noch einmal tief aus dem Hals, aus der Gurgel des Toten, herauslachen wollte, oder war ich von Sinnen?

Ich zuckte mit den Schultern, betrachtete wieder und wieder das Gesicht. Es schien von den hochaufschlagenden Flammen gänzlich unberührt zu sein, doch lachte es nicht mehr, es schwieg.

Es lag nur da, lachend und weinend zugleich, aber in völligem Schweigen. Doch dann sah ich, wie die Farbe, das Leben, abblätterte von diesem Gesicht, das seit langem schon starb, vielleicht schon immer tot war. Eine riesige Stichflamme zuckte unvermittelt hoch, der Scheiterhaufen sackte in sich zusammen, und ich sah nichts mehr, außer den zuckenden Flammen.

Stunde um Stunde verrann, während das Feuer brannte, bis die Flammen langsam erstarben und keine Nahrung mehr fanden.

Viele waren schon gegangen, nur die Frau, der Junge, der Sohn, der Priester, waren noch da. Sie warteten. Ich wartete.

Warteten bis das Feuer noch weiter zusammenfiel, nur noch vereinzelt zuckte.

Dann bückte sich der Priester, zog ein Gefäß heraus und füllte es voll. Mit Asche, mit kleinen Knochen, mit Überresten des Toten. Des verbrannten Toten.

Hierauf trat er zurück, verneigte sich, trat nach vorne, trat auf die Frau zu und überreichte ihr das Gefäß. Die Frau nickte in Richtung des Priesters und nahm es.

Der Priester verschwand. Der Sohn, der Junge, verschwand. Die Frau war allein.

Ich wartete.

Und auch die Frau hatte gewartet. War nur still dagestanden. Minuten? Stunden?

Jetzt drehte sie sich um und ging mit müden, schleppenden Schritten auf den Fluss zu. Ging auf den Ganges zu. Das Gefäß hielt sie dabei mit beiden Händen, wie manche Frauen, wie manche Männer ein verhätscheltes Kind tragen, sorgsam und bedächtig.

Die Frau blickte nicht auf, blickte weder nach rechts, noch nach links. Weiter ging sie. Am Ganges stieg sie ins Wasser. Bis zu den Knöcheln, bis zu den Knien. Dann hob sie das Gefäß nach oben, zur sich in schmutziggelben Farben auflösenden Sonne, kippte dann das Gefäß und schüttete den Inhalt in den Fluss.

Die Asche schwamm auf dem Wasser, hüpfte leicht nach oben, wurde von den Wellen gierig nach unten gerissen, von Wirbeln mal langsam, dann wieder schnell herumgedreht, in Gesichter, in offene Münder von Lebenden, von Badenden, getragen, gegen nackte Steinwände geschleudert, von hölzernen Kähnen nach unten gedrückt und dann über die Erde, über den Kosmos verteilt.

Mich fröstelte.

Mit den Augen suchte ich wie verrückt die Sonne, doch sie war bereits vor der hereinbrechenden Nacht geflüchtet.

Irgendwohin. Wie jeden Abend, wie jeden Tag.

Ich war einige Jahre älter geworden und war wieder, immer noch, auf der Suche nach Gott. Gott, der die Welt einebnet, der hier und jetzt auf mich eindrang, unmittelbar, drängend.

Ich war einen Schritt näher zu Gott gegangen, wie ich glaubte. Ich hatte Vater, Mutter, Schwester und andere Menschen hinter mir gelassen und war gegangen. Einfach gegangen. Ich war nicht weit gegangen, jedoch weit genug.

Und nun saß ich und dachte. Saß vor einer kleinen Höhle in den großen Bergen, wartete und dachte. Noch fiel kein göttlicher Lichtstrahl in mein Inneres, noch kribbelten nur Ameisen auf mir herum und sonst nichts.

Ich war allein. Ich wollte den Weg selbst finden, ohne Meister, ohne Guru, ohne jeden Menschen, nur mich wollte ich finden und Gott.

Ich wartete. Zeit zerfloss. Aber ist Zeit nicht unsichtbar? Ist nicht Stunde um Stunde unsichtbar?

Ich wollte den Boden bereiten für mehr. Ja, ich wollte sogar den Boden bereiten für Reichtum, Ansehen und vieles mehr.

Reichtum, um der Armut zu entfliehen.

Ansehen, um angesehen zu sein, und vieles mehr, um dies und das zu erreichen.

Aber, wie konnte ich dies erreichen?

Ich wusste es nicht, nur Ahnen befiel mich hin und wieder. Undeutliches, unzusammenhängendes Ahnen.

Es war der Kampf des Dunklen, des Dunklen im Gehirn, das wusste ich. Waren dies nicht unheilige Gedanken?

War dies die richtige Art Gott zu suchen und zu finden?

Es war mehr. Es war ein Einströmen von Wirrwarr, ein Krieg des Willens, ein Raubtierkampf von Zahnlosen. Und es waren auch absplitternde Gedanken im stauberfüllten Kosmos, unwichtig, unnütz.

Die Überhöhe meiner Gedanken machte mich groß und klein zugleich, endete immer und immer wieder in den Sackgassen von verstaubter Erinnerung und Trauer.

Ich seufzte und sah nur einen Weg. Es war – ich kannte und wusste um ihn – der Weg der körperlichen Betätigung. Vor dem Geist der Körper, tröstete ich mich, und ich beschloss, den Körper zu beruhigen, um den Geist zu beruhigen, ihn aus dem Meer der treibenden Gedanken herauszufischen.

Aber das andere?

Die anderen unheiligen Gedanken von Reichtum und ähnlichem?

Ich dachte, schüttelte den Kopf, zuckte mit den Schultern, drehte die Handflächen nach außen, nach innen – alles Gesten von Ratlosigkeit, von Hilflosigkeit.

Doch dann kam das süße, nickende Lächeln des Vordergründigen zurück, und ich lächelte, und ich begann. Ich begann mit der körperlichen Betätigung.

Ich hatte bereits alles vorbereitet, und so fiel das Beginnen leicht. Ich nahm ein handbreites Stück Stoff und tränkte, durchtränkte es in einer rostigen Schüssel Wasser. So lange bis es nass war. Ganz nass. Doch ich hatte Angst. Zittergraue Anflüge von Angst. Die Angst dauerte an. Zwanzig, dreißig Minuten, bis der Stoff wieder zu trocknen begann. Plötzlich zerriss die Angst, so, wie die Sonne oft den Himmel zerreißt und zur Erde hin durchbricht, und ich durchtränkte den Lappen neu. Dann schwenkte ich den Lappen gleichmäßig in der Luft hin und her – so hatte man es mir geschildert – und fing an ihn hinunterzuschlucken. Ich schluckte und schluckte. Mit Hilfe des Wassers schluckte und schluckte ich. Mal den Lappen, mal das Wasser, und wieder Wasser, Lappen, Wasser.

Kaum hatte ich ein Stück geschluckt, da brannte sich Gehörtes, Erinnertes, wie ein Hufeisen in mein Gehirn. Gehörtes von Ersticken, von Ohnmächtigwerden, von Erbrechen, von vielen Dingen. Schluckangst begann mich förmlich zu lähmen; Greifhände griffen nach meinem Hals, von innen, von außen, und drückten und drückten.

Doch ich schluckte tapfer weiter, während mein Kopf beinahe zu platzen, sich in einzelne Teile aufzulösen schien.

Zuerst löste sich die Nase, darauf schwebten die Ohren davon. Nach einer Sekunde wurde die Schädeldecke abgesprengt, und schließlich fiel die Zunge einfach zu Boden.

Aber ich schluckte und schluckte.

Trotzdem, oder gerade deshalb, weil kein Kopf mehr vorhanden war, schaffte ich es. Ich hatte den Lappen geschluckt, und ich hatte das Wasser geschluckt. Den Lappen hatte ich bis auf wenige Zentimeter geschluckt, das Wasser ganz. Jetzt wartete ich.

Etwa fünf, zehn Minuten darauf erhob ich mich, da ich gesessen hatte, und begann damit. Ich begann den Leib zu schütteln. Hin und her und her und hin und hin.

Der Weg zu Gott ist schwierig, dachte ich dabei und schüttelte mich, mal wie ein Hund, der sich trocken schüttelt, mal wie eine vergreiste Tänzerin, mal wie ein in der Regenzeit fröstelnder Elefant. Doch in der Tiefe meines Bauches war ich zufrieden damit, war ich stolz darauf. Und dann hörte ich auf zu schütteln, ich hatte genug geschüttelt.

Ich setzte mich wieder nieder, und auch mein Kopf war wieder da. Einfach wieder da. Einfach. Und dann versuchte ich es. Versuchte, das Stück Stoff wieder herauszuziehen. Langsam. Unendlich langsam zog ich. Widerstand spürte ich. Schweiß trat mir auf die Stirn. Dies war es. Dies waren die Ängste. Die berechtigten Ängste.

Ich zog und verspürte Schmerz.

Hatte sich der Stoff mit den Eingeweiden verwickelt? Zog ich nun langsam meine eigenen Eingeweide heraus? Die Eingeweide zusammen mit dem Stoff? Hielt ich bald beides in den Händen? Hatte ich nicht genug geschüttelt?

Zweifel über Zweifel. Sollte ich vielleicht noch etwas schütteln? Ich überlegte krampfhaft. Ich sah das Brüchigwerden meiner Gedanken, sah, wie sie über meinen Bauch liefen, über den Kopf. sie liefen wie Milch über den Topf läuft, über den Herd läuft und weiter läuft, weiter......

„Halt!", befahl ich mir. „Halt!" Und die Gedanken hielten an.

Ganz ruhig saß ich da.

Ganz ruhig dachte ich nun, und ganz ruhig zog ich den Stoff aus dem Bauch wieder heraus. Einfach so. Und es ging. Es ging leichter als die Ängste mir es weismachen wollten. Es ging Treppen hinab, Treppen hinauf. Und dann hielt ich den Stoff wieder in der Hand und atmete tief durch. Erst zaghaft, eine Sekunde später weniger zaghaft und wieder ein paar Sekunden später ganz unbekümmert, ganz frei.

Wieder ein paar Sekunden näher zu Gott, sagte ich zu mir, und ich freute mich darüber.

Aber, ist Freude nicht ein Hindernis zu Gott, ärgerte ich mich dann sofort und kletterte die Gedankentreppe, die hinführte zur Freude, wieder hinab und kletterte dann auf der anderen Seite wieder empor. Auf der schwarzen Seite, der Trauerseite.

Denn diese Übungen dienen dem einen Zweck, dienen der Reinigung, der Beseitigung von Krankheit, von Verfall.

Und ist Freude nicht auch Verfall?

Denn nur Leiden führt zum Erfolg, führt zum Ziel. Und sind diese Übungen nicht Leiden?

Ja, dachte ich, sie müssen es einfach sein, denn Verjüngung und Entgiftung sind auch Leiden und deshalb auch göttlich, zwar nur ameisengroß, nichtsdestoweniger göttlich. Und steckt Gott nicht in allen Dingen? Im Baum, im Blatt, im Käfer, im Stein?

Steckt er nicht überall?

Und so musste ich weiter leiden, musste weiter üben.

Diesmal wählte ich eine andere Übung, eine leichtere Übung, eine ähnliche Übung. Diese Übung sollte mir dabei helfen, meine Gedanken zu Gott emporzuheben, gleichsam wie eine Weinrebe aus dem Nichts durch den freien Himmel klettern. Immer höher und höher. Aber erst später, viel später, würde sie und konnte sie helfen, dessen war ich mir bewusst.

Ich nahm wieder Wasser. Lauwarmes Wasser. Und trank es. Trank und trank. Einen Liter trank ich. Zwei Liter trank ich. Und weiter trank ich. Drei Liter trank ich. Mehr nicht. Mehr Wasser war nicht zu trinken.

Dann saß ich still, denn erneut saß ich bei dieser Übung. Das Wasser rumpelte und gluckste währenddessen in meinem Bauch, dehnte ihn wie eine unförmige Kugel nach allen Seiten und drückte und drückte. Doch dies war der Sinn dabei, wusste ich und saß weiter still. Nachdem ich einige Zeit gewartet hatte, ließ ich die Muskeln kreisen, bewegte den Bauch hin und her, versuchte eine große Bewegung zu machen. Und dann war ich ein Elefant. Denn wie ein Elefant das Wasser zum Rüssel herauslässt, so wollte ich das Wasser wieder herauslassen.

Macht ein Elefant Yogaübungen?

Diese Frage stellte ich mir verzweifelt, während das Wasser aus mir in hohen Bogen heraussprudelte, zum Teil über meinen Körper hinabrann, zum Teil irgendwohin spritzte.

Tränen traten mir in die Augen, liefen über das Gesicht und vermengten sich mit dem anderen Wasser. Ich würgte und würgte. Und das Wasser kam. Doch war ich nicht zufrieden damit.

Nicht elefantengroß, dachte ich verärgert und schluckte wiederum Wasser. Zwei Liter. Drei Liter. Und spukte wieder. Und wieder.

Tage vergingen. Tage schluckte, spukte und schluckte ich. Und es gab so viel zu tun. Es gab so vieles zu üben.

Ich reinigte die Nase. Mit Wachs. Mit Schnur. Mit anderen Dingen.

Ich reinigte die Eingeweide. Schüttelte seitwärts und rückwärts. Schüttelte und schüttelte.

Ich hielt den Blick fest. Heftete den Blick erst auf ein inneres Zentrum und dann auf ein äußeres Zentrum. Langsam und allmählich. Das Schauen wurde stetig, das Schauen ging nach innen, kehrte sich um, kam zurück.

Und ich atmete aus und atmete ein, reinigte die Lunge, atmete schnell und atmete langsam. Ich schwieg, und ich sprach. Ich fastete, und ich aß. Ich saß inmitten von vier brennenden Feuern, an jeder Seite eines. Die brennende Sonne war über mir, und ich stand auf einem Bein. Tagelang, wochenlang.

Und ich sah zurück auf meine Gedanken, sah das Widerspiel des Dickerwerden und Dünnerwerden, das Brustdrücken und Bauchschwellen, und ich sah keinen Gott.

Sollte ich mir mit Eisenketten, mit Messern, Brust und Rücken schlagen? Sollte ich mit Nägeln besetzte Hemden tragen? Sollte ich töten, langsam oder schnell?

War dies der Weg zu Gott?

Ratlos stand, saß, aß und trank ich. Ratlos übte ich alle Übungen. Und blieb ratlos.

Doch gab es nicht viele Wege zu Gott?

Ich musste sie finden, sagte ich zu mir. Ich musste die kosmischen Prinzipien finden, die in jedem Menschen sind.

Es sind zwei Formen. Grobstofflich, feinstofflich. Es sind zwei Kanäle. Sie sind zwischen Rückgrat und Stirn. Kalt und warm. Sonne und Mond. Ida und Pingala. Kalte Luft, warme Luft.

Doch vom Himmel grinste nur ein Wolkengebiss, zahnlos bis auf einen Stummel, und Gott schwieg. Und auch ich schwieg.

Denn, hatte ich nicht die Kuhstellung, die Totenstellung, die Kobrastellung, die Affenpose eingenommen?

Hatte ich nicht Kamelstellung, die Pferdestellung, die Adlerstellung versucht?

Ja, hatte ich nicht sogar im Diamantensitz, im Löwensitz, im Bogensitz gesessen?

Und hatte ich nicht schließlich wie eine Heuschrecke im Heuschreckensitz verharrt, wie ein Baum in Baumstellung gewurzelt und wie ein Dreieck im Dreieck mich gebogen?

Und, hatte ich dabei Gott gesehen?

Nein, ärgerte ich mich. Aber der Weg zu Gott ist eben weit, tröstete ich mich und beschloss, die Erfahrungen zu beschließen und zugleich andere Erfahrungen zu machen. Erfahrungen, die besser, wichtiger und Gott näher waren.

Ich beschloss den geistigen Weg zu gehen. Ich beschloss mit Gott zu verschmelzen, anstatt ihn zu suchen.

Denn, wenn alles göttlich war, dann, ja dann musste er auch in mir sein. So oder so, dachte ich.

Doch war Gott ein Schmelzofen?

Nein, das glaubte ich nicht.

Oder war es so?

Dann folgte ich einer Eingebung. War es eine göttliche Eingebung?

Nein, denn es geschah kein Wunder, kein kleines Tagwunder und kein kleines Nachtwunder.

Doch dies wusste ich noch nicht, als ich mich versenkte, in Leidenschaften, in Ideen, in die Idee der Besessenheit für alle möglichen und unmöglichen Dinge.

So, und deshalb versenkte ich mich. Tage, Wochen, Tage.

Ich wollte die Lebensenergie, ich wollte die Schlangenenergie, ich wollte Kundalini wecken, die Energie, die im Verborgenen ruht.

Doch ich erblickte keinen tausendblättrigen Lotos, keine pyramidenförmige Anordnung, voll von Lichtern. Nichts. Ich erblickte nichts. Ich betrat kein neues Himmelsviertel, sondern blieb hockend da, wo ich war.

Doch etwas sah ich. Ich sah, dass es der falsche Weg war.

Doch gab es nicht viele Wege?

So ging ich den Weg des königlichen, der Vervollkommnung der Seele, ich übte Raja – Yoga.

Denn ich musste den Menschen, das überdeckte Wesen befreien, musste körperliche Gewohnheiten hinwegwischen, musste angeborene und erworbene Lebensformen aufbrechen und alle Umhüllungen und alle Schleier abwerfen.

Ich musste mir die Maske, die der Mensch trägt, nur um seine Rolle hier auf Erden zu spielen, buchstäblich herunterreißen.

So wollte ich.

Doch sind nicht Wollen und Tun zwei Dinge?

Sie sind es. Dies merkte ich bald.

Denn „Samadhi", die letzte Stufe im Yogasystems, dort, wo das Individuum aufgehoben wird, als solches aufgehoben wird, und unbegrenzte, schrankenlose, unverkörperte und freie Ganzheit erfährt, war weit. War so weit, wie für den Eskimo Indiens Dschungelglut entfernt ist und so weit, wie es nur weit sein kann.

Doch übte ich fleißig. Und ich sah alle Dinge unter dem Aspekt der Ewigkeit. Immer und immer wieder. Doch niemals spürte und hörte ich sie, die heiligste Silbe. Nie hörte ich das heilige Wort. War das Wort nicht wahr, oder gab es das Wort nicht?

Ich wusste es nicht; ich hoffte es nicht, und ich glaubte es nicht. Doch der Glaube, die Hoffnung, kamen anders. Kamen in der Form von diesen Menschen, diesen Weißen, diesen Unbekümmerten, diesen Ahnungslosen.

Ich kannte sie bereits. Ich hatte sie bereits gesehen.

Und so war es.

Eines Tages standen sie vor mir. Ich saß, und sie standen. Aber bald saßen auch sie. Versuchten zu sitzen auf steifen, ungelenken Beinen, die ächzten und knackten, sobald sie versuchten zu sitzen.

Nur zwei waren es. Doch sie hatten mich gefunden.

Ich saß schweigend, und auch sie saßen schweigend. Sie grinsten dabei wie Pferde und sprachen auch wie Pferde. Sie sprachen zu mir, doch ich schwieg.

Denn dies hatte mich die Einsamkeit gelehrt – wenn auch sonst nicht vieles --, dass Schweigen Macht ist. Dass Schweigen Geheimnis in sich birgt und vieles, vieles mehr.

Und dies wollte und würde ich benützen. Ich schwor es mir.

So saß ich, schwieg und wartete.

Und auch sie saßen, warteten.

So haben sie mich also doch gefunden, dachte ich, und beobachtete sie aus den Augenwinkeln und erinnerte mich dabei noch an meine erste Begegnung mit ihnen. Damals als Junge, damals als ich ihnen nachgelaufen war. Aus Neugierde nachgelaufen. Sie waren alle ziemlich gleich, sah ich, obwohl sie alle anders waren. Diese hier waren blond, duckten sich vor der Hitze und sahen mit feuchten Augen ins Leere.

Suchten sie auch Gott, so wie ich?

Und suchte ich überhaupt Gott?

Zweifel hatte ich schon lange. Sehr lange, denn Gott war immer wieder von mir weggerückt. Stück für Stück rückte er von mir ab, sobald ich versuchte, mich ihm zu nähern.

Und diesen hier, diesen Ahnungslosen, wollte er sich zeigen? Gelächter stieg in mir auf, sobald ich daran dachte, und ich grinste dreckig vor mich hin.

Wieder wandte ich ihnen meine Aufmerksamkeit zu. Wollten sie auf Indiens spirituelles Karussell aufspringen?

Und ich, sollte ich ihnen helfen? Sollte, wollte, konnte ich?

Ich, der ich selber alle Mühe damit hatte?

Doch dies, dies wusste ich, würden sie nie und nimmer bemerken. Denn Indien ist eine Welt für sich. Ist unerreichbar. Ist in Wirklichkeit unerreichbar für sie.

Geräusche erinnerten mich an mein, an ihr Dasein. Ihr Atem rasselte; der Schweiß tropfte von den Köpfen; die strähnigen Haare waren schweißverklebt, sie ächzten und stöhnten unter dem ungewohnten Sitzen.

Doch warum saßen sie dann?

War es der gleiche Grund, warum ich saß?

Nein, verwarf in den Gedanken. Nein. Denn würde ich sitzen, wenn ich kein Inder wäre?

Nein, überlegte ich. Nein. Ich würde anderes zu erlangen versuchen. Ich würde Reichtum, Macht, Geld, Ruhm zu erlangen versuchen. Ich würde versuchen der Armut zu entfliehen.

Denn, war nicht die Armut, die erdrückende Armut Indiens, der Grund dafür? Der immerwährende Grund dafür, Gott zu suchen und vielleicht nie zu finden?

War nicht die Gottessuche nur ein Mittel, der Armut zu entflehen?

Meine Gedanken drehten sich im Kreis, überschlugen sich. Und ich, sollte ich ihnen nicht Gott verkaufen?

Sollte ich mir nicht einfach ein Stück von dem zurückholen, was ihre Väter unseren Vätern gestohlen hatten?

Doch ich wusste, noch war es nicht so weit.

Noch war ich nicht genügend geschickt dafür.

Noch längst nicht beherrschte ich alle Facetten des Blendens, des Täuschens, der Lüge, um sie für immer in den Bann zu ziehen.

Doch hatte ich nicht Zeit?

Ja, ich hatte Zeit, und so verging Zeit.

Schon saßen sie und ich, Stunde um Stunde.

Schweigend, still. Zeitweise heiter, zeitweise traurig.

Dann kam die Nacht, kletterte an allen Dingen empor, an Bäumen, Steinen, Gräsern und an unseren Körpern, wand sich um sie herum wie eine bunte Schlange im Gras, wie ein sich windender Fluss, und brachte sanften Wind als Vorboten von Kälte, von Nacht, mit sich.

Noch immer schwieg ich, und so schwiegen auch sie.

Sie wagten mich nicht mehr zu fragen, dies merkte ich, denn mein Schweigen hatte in ihnen Unsicherheit, hatte in ihnen Zweifel ausgelöst. Und dies war meine Falle, dies wusste ich.

Dieses Schweigen war meine Falle, und deshalb würden sie zurückkommen. Sie würden Gerüchte über mich verbreiten, würden meine Schweigsamkeit in alle Welt tragen und würden vieles und alles dahinter vermuten.

Tief hinten im Gehirn sah und spürte ich schon mir überall nachwandernde Füße, die wieselflink hinter mir herplatschten und hörte dazu Stimmen, die meinen Namen riefen. Ehrfurchtsvoll, respektvoll.

Ich schüttelte den Kopf.

Nein, noch hatte ich dieses Ziel nicht verwirklicht. Noch war ich nur ein aufbegehrender Bettler, ein Nichts.

Doch waren auch sie nicht ein Nichts?

Waren auch sie nur durch Zufall reich?

Satz um Satz stieg wie ein Turm in meinem Hinterkopf auf, bröckelte ab und fiel dann zusammen.

Ich werde neue Türme bauen, dachte ich dann trotzig und betrachtete dabei meine Hände.

Ihre Stimmen unterbrachen meine Gedanken, wischten sie weg, trockneten sie wie Löschpapier feuchte Tinte trocknet und brachten mir wieder die Gegenwart nahe.

Ich hörte etwas von Gehen, Wiederkommen, Meister, später, Monate, Jahre.

Ich nickte nur und blickte sie dabei nicht an. Warum auch. Ich wusste, dass ich gewonnen hatte. Nur das Ausmaß meines Sieges war noch in Nebel gehüllt.

Aber würde dies nicht auch die Zeit mit sich bringen, dieses und vieles mehr?

Warum sollte ich ihnen Worte mitgeben, verbale Blumensträuße, die sie ausstreuen konnten?

Sollten sie doch mein Schweigen ausstreuen, es würde viel wirksamer sein.

Ich sah nichts, ich hörte nur. Ich hörte, wie wieder ihre Knochen knackten, als sie sich erhoben, und fragte mich im Stillen, was diese fülligen, aufgeschwemmten Barockengel wirklich suchten.

Suchten sie wirklich Gott?

Unmerklich schüttelte ich den Kopf.

Unmöglich.

Doch dann drängte ich diese Gedanken zurück, bis in den letzten Winkel meines Gehirns. Ganz würde ich diese Gedanken nie verdrängen können, dies wusste ich. Glimmen würden sie immer, aber wenigstens würde ich dem grausamen Kichern, das wieder und wieder in mir aufstieg, Einhalt gebieten können.

Und dies war schon viel. Dies war genug. Und für mich bedeuteten diese Menschen einen neuen Anfang am Ende. Denn Gott war weit. Schatten waren sie nun, als sie vor mir standen und schwiegen.

Auch ich schwieg.

Was hätte ich auch sagen sollen?

Ich sah nur mit starren Augen irgendwohin und bemerkte wie sie die Köpfe neigten und mich mit runden Augen anstarrten. In ihren Augen lag Verwunderung und Staunen.

Und dann – die Nacht hatte ihren schwarzen Samtschleier schon vollständig über alles geworfen – gingen sie. Ich hörte sie noch.

Fünf Minuten. Dreißig Minuten.

Äste knackten, brachen unter tappenden Schritten. Steine kollerten Abhänge hinab. Kriechtiere krochen hin und her. Vögel wurden aufgeschreckt, und sogar die Affen hoch in den Bäumen; sie saßen, schliefen, schnatterten dort, waren über die Störer ungehalten und zeterten laut.

Ich schüttelte den Kopf. Seltsame Menschen, dachte ich und schüttelte wiederum den Kopf. Sollte ich wirklich mit ihnen zusammen.....

Noch war ich unentschlossen, und dennoch war ich bereits entschlossen. Fest entschlossen.

Freude stieg in mir auf, in Freude faltete ich stumm die Hände, und ich freute mich.

Tage vergingen. Stunden vergingen. Sekunden vergingen. Doch die Freude blieb. Die Freude fegte die Schatten, die Spinnenhände, die Unsichtbare auf mich geworfen hatten, hinweg. Noch war mein Tag grau, noch waren meine Tage grau, grau wie das Fell einer Ratte. Aber trotzdem kam Sonnenschein nun öfters zu mir.

Glaubte ich dies, oder waren dies nur Kinderbilder der Freude?

Denn noch stand ich dicht an der barfüßigen Schwelle des Bewusstseins, noch konnte ich mich nicht zurücklehnen und aufatmen. Noch nicht.

Minuten vergingen. Ich beschloss, nun den offenen Weg zu gehen, den populären Weg, den gefühlsbetonten Weg. Denn, so sagte ich zu mir, Gefühl treibt diese Menschen hierher. Gefühl führt sie auch zu mir, und Gefühl musste auch ich zeigen.

Doch hatte ich Gefühl?

Ließ sich Gefühl mit meinem Streben nach Ansehen, Reichtum und anderem mehr, vereinbaren?

Ich wartete. Dann horchte ich. Ich horchte in mich hinein und hörte es dann. Sekunden später.

Unvereinbar flüsterte es tief unten in mir, so tief unten schien es zu sein, dass es direkt aus den tiefsten Tiefen des Bösen zu kommen schien. Wie durch magische Wurzeln hindurch stieg es in mir auf, murmelte in mir, brauste durch den ganzen Körper hindurch.

36

War dieses die Stimme des Bösen?

Nein, beruhigte ich mich und war beunruhigt.

Nein.

Denn ich, ich bin nur ein Süßwassertropfen im Meer. Ich bin nur der kurze Ton der Himmelsschlüssel, die Gott aus der Hand fallen. Ich bin nur ein Sekundenbild, ein klebriges Lächeln auf den Millionen Bildern von Millionen von Malern. Ich bin nur das glucksende Schmatzen von fleißigen Ratten. Ich bin nur der Sarg, der in die Erde gesenkt wird. Ich bin nur der Fels, der aus dem Nichts emporsteigt und im Nichts verschwindet. Ich bin nur.......

Doch was war die Stimme dann?

Ich schüttelte den Kopf und konnte es mir nicht erklären. Ich dachte und grübelte. Ich grübelte und dachte. Ich überlegte, und dennoch flog keine himmelblaue Taube aus meinem Gehirn, um mir den Weg zu zeigen. Ich war allein. Wieder war allein mit mir und meinem Gehirn, meinen Gedanken, meinen Träumen, meinen Freuden und vielem anderen mehr.

Irgendwann steigt jemand zu mir herab und nimmt mein Leben in die Hand, träumte ich, träumte dies wieder und wieder. Und dieses Träumen war Tage, Wochen nach den Tagen, Wochen vorher.

Und dieser jemand entführt es ganz einfach irgendwohin und macht das Beste daraus.

Doch wollte ich dies?

Nein, beschloss ich und biss die Zähne zusammen. Nein, ich will nicht ein gottgewolltes Leben leben, ich will selber Schicksal sein.

Und dies ist nun mein Ziel.

Doch vor dem Ziel musste ich mir ein anderes Ziel suchen, denn vor dem Ziel lag eine ziellose Zeit. Aber bald, sehr bald, dies wusste und dies hoffte ich, würden sie zurückkommen und dann, dann würde alles, alles anders werden.

Für wen?, fragte ich mich.

Für mich?, antwortete ich mir.

Für sie?, fragte ich mich.

Für mich? antwortete ich mir.

Für wen?

Ja, nein, brüllte mein Gehirn dazwischen, und ich lachte leise, denn bald, bald würden meine Gedanken zusammen mit der Wirklichkeit Hochzeit feiern. Dies wusste ich, und ich lachte wieder. Deshalb und darum.

Lauter diesmal. Und dann schwieg ich.

Ich schwieg lange und begann dann.

Begann wieder einmal, wie so oft.

Hatte ich den Glauben schon aufgegeben? Hatte ich den Glauben in den göttlichen Weg schon aufgegeben?

Ja und nein, denn alles war anders geworden. Und vielleicht wollte der Tod doch noch am Ende das Lebens zurück und ließ es nicht einfach laufen. So wie wir es glaubten. Vielleicht gab es gar keinen neuen Anfang wie wir es glaubten. Vielleicht gab es kein Rad, das sich drehte, immer und immer fort.

Sei still!, befahl ich mir.

Rede!, unterbrach ich meine Gedanken und wurde dann für Tage, Minuten, ein „Bhakta", ein Ergebener. Wurde ein Ergebener zum Ruhme Gottes. Wurde nicht wie vormals ein Suchender, ein sich Nähernder, nein, ich wurde ein Ergebener.

Denn Ergebene singen zum Ruhme des Herrn!

Denn Ergebene verehren Gott!

Denn Ergebene stellen zwischen sich und Gott einen Dualismus auf.

Denn Ergebene singen und verehren Gott als getrenntes und höchstes Wesen.

Und so verehrte ich Gott. Ich sang Hymnen zum Ruhme Gottes. Tage-, wochenlang, ohne zu ermüden.

Ich wiederholte Gottes Namen unermüdlich, mit der Zunge, mit dem Geist.

Ich zählte Perlen, immer und immer wieder. Viele Male. Unzählige Male. Aber ich tat noch mehr. Viel mehr. Ich nahm viele Formen an, sprenkelte sie in die Ironie meiner Gedanken ein und war dann ein Kind.

War ein Kind, das sich an Gott hält, wie ein Kind sich an Vater und Mutter hält. Und so wie ein Kind sich mit Vater und Mutter unterhält, so unterhielt ich mich mit Gott.

Gott war aber auch ein Zechkumpan, war Krieger, war Freund und Kamerad. Mal sang ich zu ihm kummervolle Lieder, mal schimpfte, mal drohte ich ihm, mal freute ich mich mit ihm, für ihn.

Und als Kind suchte ich Gott in Symbolen, erwählte Symbole für ihn; denn wie das Namenlose viele Namen hat und wie das Formlose viele Formen hat, so hat auch Gott viele Namen, viele Formen. Aber Gott war auch Mensch, war Buddha, Kabir, Christus, war Guru Nanak und war aber auch das Skelett des Todes.

Und ich, ich war Ergebener, war jedoch nie ergeben, denn das riesige kleine Selbst siegte, siegte über das große innere Selbst. Außen siegte über Innen.

Aber da war noch mehr. Da waren hervorquellende Augen, die mich anglotzten, da waren aufgerissene Zähne, die mich angrinsten, und da waren hängende Zungen, die mich besabberten. Und manchmal waren da große und kleine Männer um mich herum. Dies alles dauerte lange, aber doch nicht sehr lange.

Und eines Tages begrub ich die Schatten. Eines Tages sprang ich hinüber über die Schlucht des Dunklen, mit einem Sprung, und war nicht mehr der, der ich war.

So glaubte ich, denn vieles lag jetzt ferner, als es früher gelegen hatte. Müllgeruch war fern. Leichengeruch war fern, und Gott war fern.

Und eines Tages kam ein Mann. Es war ein Weißer, es war ein Westler. Und er war nicht mehr jung. Und ich saß still wie immer und blickte in die Ferne.

Er sprach zu mir, und ich hörte, was er sprach. „Ich bin Wissenschaftler", sprach er, und ich nickte. „Ich bin lange gegangen. Ich komme von weit her. Ich habe dich gesucht", fügte er nach einer kleinen Weile hinzu, und ich nickte wiederum.

Ich nickte gleichgültig und geistesabgewandt. Wissenschaftler, dachte ich, interessieren mich kaum. Oder doch?, flackerte der Gedanke in mir auf.

Mit plötzlich erwachtem Interesse fragte ich und blickte ihn dabei nicht an: „Was willst du?"

Seine blauen Augen musterten mich, und er sagte: „Ich suche das Alter. Ich suche Methusalem."

„Ich bin nicht alt. Ich bin nicht Methusalem", antwortete ich.

„Nein", gestand er ein. „Aber du bist bekannt als....", er zögerte, „und deshalb...."

„Halt!", unterbrach ich ihn. „Halt!"

Er schwieg, und auch ich schwieg. Wir schwiegen fünf Minuten. Nach fünf Minuten schwiegen wir immer noch.

Dann brach ich das Schweigen. „Haben es dir Menschen gesagt? Haben es dir Landsleute gesagt?"

„Ja", sagte er. „Ja."

„Was haben sie gesagt?", fragte ich.

„Sie haben vieles über dich erzählt", sprudelte es aus ihm heraus. „Vieles."

„Vieles?" Und ich legte dabei Zweifel in meine Stimme, obwohl ich mich freute, denn mein langes Sitzen war also doch nicht unbemerkt geblieben. Eine Zeitlang hüpfte der Vulkan meiner Gedanken noch weiter, überlegte dies, überlegte das. Und erlosch dann langsam, und dann blickte ich den Mann, den Wissenschaftler, den Westler an, und musterte ihn.

Ich sah nicht viel, doch es genügte. Er schien kein Schwätzer zu sein. Er schien kein Narr zu sein. Ja, er schien ein Mensch zu sein. Vielleicht, so überlegte ich, war er mir nützlich. Vielleicht war er mir von Nutzen. Und so wiederholte ich meine Frage von vorhin: „Was willst du?"

Er räusperte sich, wischte sich mit der linken Hand den Schweiß von der Glatze, der dort wie der Niederschlag von kochendem Wasser stand, und sagte: „Ich habe mich immer gefragt, warum manche Leute so alt werden und manche nicht so alt."

„Aha", sagte ich und versuchte damit gegen seinen anschwellenden Wortschwall anzukämpfen.

Doch er beachtete meinen Einwand nicht und sprach einfach weiter: „Und so bin ich zu dir gekommen. Und deshalb bin nun da."

„Aha", sagte ich wieder und schwieg.

Er schöpfte kurz Luft, und nach dem Luftschöpfen sprach er wieder: „Ich möchte einige Experimente machen. Einige Experimente mit dir machen."

Ich wiegte den Kopf hin und her, um damit Zweifel auszudrücken, und sagte nichts darauf.

„Es ist ganz einfach", fuhr er fort, „du brauchst nur die hundertzehn Namen von Maha Kali, der göttlichen Mutter, zu singen."

Ich versuchte ein Lächeln zu verbergen und brummte nur: „Ist das alles?"

Tief von unten, wie aus dem Krater eines Vulkans, der Hexen hervorbringt, blubberte nun seine Stimme, als er fortfuhr: „Fast."

Er überlegte kurz. „Ja, und dann musst du ein Lied über den Vogel Chakur singen."

„Chakur?", erwiderte ich.

„Kennst du Chakur nicht?", fragte er erstaunt.

„Nein", antwortete ich und spürte dabei nichts. Ich spürte dabei keinen Mangel an Nichtwissen.

Eifrig warf er ein: „Den Vogel Chakur, der verrückt wird, wenn er den Mond sieht."

„Und weiter?", fragte ich.

„Noch ein Preislied an Durga, die Weltmutter, ein Lied, das um ein Boot bittet, um das Meer des Lebens zu durchqueren", fügte er noch hinzu.

„Und dies ist nun alles?", fragte ich.

„Ja", sagte er.

„Und wozu das Ganze?", drängte ich.

„Es ist so", begann er, „es ist so, dass manche Leute älter werden als die anderen, und......"

„Das sagtest du bereits", unterbrach ich ihn.

„Ja", nickte er zustimmend und wischte sich wieder über die Glatze, „ja, aber es ist so. Ich vermute – und andere vermuten es auch --, dass es so ist wie es gesagt wird."

Er zögerte kurz und fuhr dann fort. „So steht es in den heiligen Schriften."

„Was?", forschte ich.

„Dass manche Menschen, dass viele Menschen ihre Körpertemperatur herabsetzen können", fuhr er fort, „und deshalb älter werden."

„Wie Methusalem?", warf ich ein.

„Wie Methusalem", bestätigte er. „Denn", und hier hob er die Stimme, „sie scheinen von der Natur gelernt zu haben. Bären schlafen während des Winters, und viele andere Tiere schlafen auch."

„Aber nicht alle Bären", sagte ich.

„Richtig", nickte er, „nicht alle Bären. Der Pandabär in China schläft nicht. Und dies hängt möglicherweise mit der Nahrungsaufnahme des Bären zusammen."

„Und auch ich schlafe nicht während des Winters", bremste ich seine ergötzlichen Gedankensprünge und wartete dann auf eine Antwort.

„Richtig!", bekräftigte er, „aber dies macht nichts. Das Einzige, was ich beabsichtige ist, die Körpertemperatur zu messen, während du singst und meditierst. Denn du bist mir als ernsthafter Yogi beschrieben worden. Und deshalb bin ich hier."

Ich schüttelte abwehrend den Kopf, überlegte dabei aber meinen nächsten Schritt. Sollte ich nicht doch auf sein Angebot eingehen? Sollte ich doch mitmachen? Konnte es mir schaden? Konnte es mir nützen? Würde es mir nicht weiteren Zulauf einbringen? Und außerdem, dessen war ich mir bewusst, würde er nichts feststellen können. Denn ich war kein Yogi, so wie er es, so wie viele es glaubten. Was konnte es also schaden? Doch zuvor würde ich den Ablehnenden, den Weigernden spielen müssen, schon alleine deshalb, um glaubwürdiger zu wirken, und vieles mehr.

Ich schüttelte deshalb abwehrend die Hände, den Kopf und viele andere Körperteile. „Nein", sagte ich und legte Nachdruck in das Nein.

„Das habe ich erwartet", schüttelte er seinerseits den Kopf, die Hände und andere Körperteile und schwieg.

So schwiegen wir. Ich schwieg sitzend, und er schwieg stehend. Aber wir schwiegen. Er wirkte traurig, und ich freute mich.

Dann räusperte ich mich und blickte ihn an. „Vielleicht", sagte ich dann und ließ dann das Wort ohne den dazugehörigen Satz allein.

Ich sah, dass wieder Hoffnung in ihm aufkeimte. Seine Glatze beschlug sich wieder und er wirkte erleichtert.

„Darf ich erklären?", wagte er einen neuen Vorstoß.

Ich nickte nur.

„Es ist so", sagte er. „Es ist so. Ich habe in einem uralten medizinischen Lehrbuch gelesen. Darin habe ich gelesen...."

„Du hast gelesen?", unterbrach ich ihn.

„Ja", beeilte er sich, „ich habe gelesen. Ich habe gelesen. Ich habe von Soma gelesen."

„Soma?", warf ich ein.

„Ja, Soma, dem Lebenselixier, das es hier geben soll. Hier in diesen Regionen", fuhr er eifrig fort.

„Ich kenne kein Soma", fiel mir ein, und ich sagte es.

„Das glaube ich", gab er zu. „Es ist eines der wichtigsten Hilfsmittel der hinduistischen Medizin, das wichtigste Hilfsmittel der Wissenschaft von der Verjüngung."

„Aha", machte ich.

„Ja, und vielleicht kennst du ein paar Zutaten zum Soma oder ähnliches. Ich selbst kenne ein paar Zutaten", zitierte er ganz professorenhaft und zählte dabei die einzelnen Finger an der linken Hand.

„Sage sie mir!", wandte ich ein.

„Gut", sagte er. „Es sind die Yamswurzel, die Ginkgo-Frucht, der wilde Dill, der wilde Fenchel, eine Spargelart und eine oder mehrere geheime Zutaten."

„Diese kenne ich alle nicht", erwiderte ich nach einer kleinen Weile und sah ihn dabei nicht an.

„Ach", seufzte er und wirkte dabei aber nicht enttäuscht. „Es ist so", fuhr er fort und zog dabei ein kleines Buch aus seiner rechten Jackentasche. „Hier steht es!" Und er klopfte dabei mit dem linken Zeigefinger gegen den Buchdeckel. Immer und immer wieder. Zwei Minuten lang. Und dann klopfte er weiter.

Ich blickte auf das Buch und sah wie drei Ameisen in gefährliche Nähe des klopfenden Fingers kamen, dann aber abschwenkten, auf die andere Seite des Deckels kletterten und zu Boden fielen. Und dann hörte er auf zu klopfen.

„Lies mir daraus vor!", bat ich ihm.

Er sah mich überrascht an und blätterte in dem Buch, suchte hier, suchte da, und fing an zu lesen. „Bevor man", las er, „bevor man Soma nimmt, sollte man sich eine Kammer an einem angenehmen Ort suchen, der von allen Seiten geschützt ist. Der Mensch, der Soma zu sich nehmen wünscht, sollte dann die Kammer betreten, nachdem er seinen Körper mit den entsprechenden Brech- und Abführmitteln gereinigt und seine Nahrungsmittel in der richtigen Reihefolge zu sich genommen hat."

An dieser Stelle lachte er leise und fuhr dann fort: „In einem goldenen Gefäß sollte er das Soma in einem Zuge trinken, ohne zu schmecken." Er hielt inne.

„Weiter!", bat ich.

„Ich wundere mich nur, woher diese Leute das Gold haben", sagte er darauf kopfschüttelnd und las weiter. „Nun soll er seine Gedanken unter Kontrolle bringen und sich auf eine Matratze aus Stroh legen, bedeckt mit einer schwarzen Rehhaut, und dabei kaltes Wasser trinken, sofern er durstig ist. Und schon, ja, hier ist es!" Er blätterte hin und her und stieß dann mit dem rechten Zeigefinger auf eine Stelle. „Schon kommt der Morgen und derjenige, der das Soma getrunken hat, wird jetzt erbrechen. Er wird Würmer und Blut erbrechen, als Zeichen der Verdauung durch das Soma. Drei Tage wird er sich erbrechen. Der Körper entledigt sich jetzt der falschen Nahrung." Nun streckte er eine Hand wie zum Schwur hoch und hob dabei die Stimme: „Und am vierten Tag treten Schwellungen am Körper auf und Würmer kriechen aus allen Körperteilen....."

Hier schüttelte er sich eine Zeitlang und las dann in unvermindert hoher Tonlage weiter. „Am fünften und sechsten Tag beginnen die Muskeln zu verwelken. Er aber sollte Milch trinken, und bald ist der Mensch, der Soma getrunken hat, ein Skelett, das mit Haut bedeckt ist....."

„Ich dachte, Soma würde das Leben verlängern", warf ich ein.

„Ganz richtig!", lenkte er ein. „Das Wichtigste kommt noch. Kommt gleich. Denn ich lese weiter."

Und er las weiter. Er las: "Am Morgen des achten Tages sollte der Körper mit Milch gewaschen und mit Sandelsalbe eingerieben werden. Ja", rief er dann laut: „Ja, jetzt kommt es. Es kommt. Das Wachstum kommt. Die Haut wird rissig. Zähne, Haar und Nägel fallen aus. Und dann, am achtzehnten Tag, dann wachsen neue Zähne, wohlgeformt wie ein Kristall. Das Haar wird wieder wachsen und die Haut wird den sanften Schimmer eines blauen Lotos annehmen. Der Mensch, der Soma getrunken hat, sollte dann die Kammer verlassen und sich zehn

Tage nicht im Spiegel betrachten....Seltsame Logik", warf er hier ein und schüttelte dabei den Kopf. „Ja", und dann", fuhr er fort", dann kann der Somatrinkende sich zehntausend Sommer lang auf der Erde eines neuen und jungen Körpers erfreuen....."

„Zehntausend Sommer?", fragte ich zweifelnd.

„Ja, hier steht zehntausend Sommer", bekräftigte er und las weiter: „Und die Gegenwart eines so schönen Menschen macht das Herz froh, und er hat große Muskelkräfte. Das ist alles." Hier schwieg er und klappte das Buch zu.

Ich lachte.

Er lachte auch.

Dann sagte ich: „Ich kenne kein Soma. Ich sagte es bereits."

Er nickte zustimmend und sagte: „Ich weiß, aber......" Er schien zu überlegen. „Vielleicht könnten wir dennoch ein paar Messungen durchführen. Diejenigen, die ich bereits vorgeschlagen habe."

Ich wiegte bedächtig den Kopf hin und her und sagte: „Gut, lass uns anfangen!"

„Gut, lass uns anfangen", wiederholte er freudig, und seine Stimme klang so durchdringend, als wollte sie Luft in Stücke schneiden, so wie ein Fleischer auf dem Hackstock Fleisch in Stücke hackt.

„Soll ich gleich anfangen zu singen?", fragte ich nun ganz gönnerhaft.

„Gleich, gleich!", rief er und kramte dabei in den Taschen. „Hier!", rief er triumphierend und hielt ein Thermometer gegen die Sonne. Und weiter kramte er. Dann hielt er noch ein Thermometer in der Hand, hielt es ebenfalls gegen die Sonne und betrachtete es. „Alles in Ordnung", meinte er dann zufrieden und grinste dabei. „Es ist so", erläuterte er dann, „wenn es stimmt, dass es stimmt, dann muss die Temperatur fallen, was bedeutet, sie muss niedriger werden."

„Sehr einleuchtend", brummte ich und sah auf die beiden Thermometer. Unbeirrt fuhr er fort: „Ja, und wenn es stimmt, dass es stimmt, dann muss die Temperatur fallen, und du wirst älter, denn der Stoffwechsel verlangsamt sich."

„Sehr einleuchtend", bestätigte ich wieder und holte tief Luft.

„Halt! Halt!", rief er. „Halt! Nicht so hastig! Zuerst das Thermometer! So oder so." Und dabei steckte er mir das Thermometer in den Mund sowie das andere unter die Achsel.

„Und wie soll ich so singen?", lallte ich ganz spontan und schluckte dabei den hervorquellenden Speichel hinunter.

Doch er beruhigte mich. „Ein Yogi kann das, und du bist doch ein Yogi, oder?"

„Sicher", nickte ich zustimmend, „sicher." Und so sang ich also. Ich sang mehr lallend, aber ich sang irgendwie. Das Ganze ähnelte dem Krächzen von sieben Raben und zwei Amseln. Zuerst rief ich Namen von Kali. Ich kannte zwar nur ein paar, aber das machte nichts, denn ich veränderte einfach die Tonlage, sang dazwischen völlig Unverständliches, sang dann eine ganze Reihe von Phantasienamen und sang einfach weiter. Ich war sicher, er, der Wissenschaftler, merkte es sowieso nicht, denn alles Gesungene wurde in Sanskrit und Pali gesungen. Und so sang ich. Und er freute sich, dies sah ich. Und ich freute mich auch, denn Singen ist schön.

Ich sang. Eine Stunde, zwei Stunden, eine halbe Stunde.

Jetzt schüttelte ich den Kopf und bedeutete ihm damit, dass ich jetzt ein Lied über den Vogel Chakur singen würde.

Er verstand, nickte heftig und, wie es mir schien, zustimmend mit dem Kopf und freute sich.

Und ich freute mich auch.

Und so rief ich die Buchstabenworte, ein undurchdringliches, verrücktes Gebrabbel, einfach hinein in die völlig schwerelose Stille, die uns umgab. Lange rief ich so. Und manchmal, aber nicht sehr oft, fiel mir der Thermometer aus dem Mund und rutschte zu Boden.

„Halt!", rief er dann immer, und ich hielt inne, bis er es wieder in meinen Mund zurückgeschoben hatte. Dann sang ich weiter.

„Ein schwieriges Experiment", murmelte er in solchen Fällen meist und wischte sich dabei den Schweiß von der Glatze.

Aber ich sang unbeirrt weiter.

Nach vielen Stunden – ich hatte auch noch anderes gesungen – schwieg ich, denn wir ertranken langsam in der zunehmenden Tinte der Finsternis.

Auch der Wissenschaftler schwieg. Er wirkte erschöpft und war es vielleicht auch.

„Hier!", sagte ich und reichte ihm die beiden Thermometer.

„Danke!", sagte er und warf einen Blick darauf. Warf wieder und wieder einen Blick darauf, warf auch auf mich einen Blick und schüttelte dann enttäuscht den Kopf. „Nichts", meinte er dann und warf mir wieder einen Blick zu. „Das Thermometer ist unverändert."

„Ja", lächelte ich und freute mich.

Verdutzt betrachtete er mich und verglich die beiden Thermometer miteinander. „Nichts", schüttelte er dann den Kopf und betrachtete mich dann wieder kopfschüttelnd.

„Ja", nickte ich wieder und freute mich.

Müde wandte er sich ab und sagte bereits im Weggehen: „Wir werden morgen die Experimente fortsetzen!"

Ich gab keine Antwort, und er verschwand vollends. Aber er kam wieder. Schon am nächsten Morgen kam er wieder. Ich döste noch, da hörte ich schon seinen schweren, gestiefelten Schritt, und schon stand er vor mir. Wissenschaft scheint aber sehr dringlich zu sein, dachte ich gerade noch, und dann war es aus mit dem Denken, denn unvermittelt hatte er wieder ein Thermometer gezückt, und ebenso unvermittelt schob er es mir in den Mund.

„Lass uns singen!", forderte er mich dann auf, während ich ihn staunend ansah.

„Singst du etwa auch mit?", fragte ich.

Er schüttelte nur verneinend den Kopf und wartete dann ungeduldig.

Und so sang ich. Ich sang, und wieder schienen keine Funken springen zu wollen.

Warum auch?

Ich sang, was ich gestern gesungen hatte.

Ich rief heute, was ich gestern gerufen hatte.

Und ich freute mich heute so, wie ich mich gestern gefreut hatte.

Und auch er freute sich, das sah ich. Das spürte ich.

Und singend verging der neue Tag, und es kam die neue Nacht. Und es wiederholte sich das gestern. Das gestern war das Ergebnis von heute, war das zerplatzen von Seifenblasen und war vielleicht auch das ameisengroße Lachen des Teufels.

Dann ging er wieder müde, und wieder kam er. Und bald war auch sein Wiederkommen Müdigkeit. Doch unverdrossen sang ich. Unverdrossen rief ich. Und unverdrossen freute ich mich.

So vergingen Tage, und weitere Tage folgte den vergangenen.

Dann war ich eines Tages wieder allein.

Zeit verging wie ein kurzes Zwinkern. Ich wusste, ich hatte lange genug gewartet. Kehre zum Ganges zurück, befahl ich mir, und ich kehrte zum Ganges zurück.

Und nun, nun vor mir am Ganges, vor meinen Augen, schwimmen träge aufgedunsene Leichen. Auf sie richte ich meine Menschenaugen und klage sie an und mahne sie. Ich sage ihnen, mein Traum ist Wirklichkeit, nicht Vergänglichkeit und Tod.

Denn nur ein Augenblick trennt uns voneinander. Denn nur ein Augenblick ist Wirklichkeit und Traum. Aber hier und jetzt lebt der Augenblick, und ich, ich lebe für ihn.

Denn ich, ich bin nicht mehr allein. Sie, sie sind zurückgekommen. Sie sitzen um mich herum und warten, bis ich rede, dass ich rede. Doch noch schweige ich.

Heute, dies habe ich ihnen versprochen, werde ich über die Einsamkeit reden, und morgen werde über etwas anderes reden.

Und so warten sie, sitzen verkrampft auf dem Boden und warten. Zeit verrinnt uns. Aber sie sind gekommen.

Ich betrachte ihre Gesichter, und ich betrachte ihre Hände, und ich betrachte ihre Augen.

Ahnungslos sind sie, ich weiß es.

Kindlich sind sie, ich weiß es.

Und trotzdem – sie sind gekommen.

Von allen Ländern der Erde sind sie gekommen, sind sie zu mir gekommen. Zu mir, dem glücklosen Guru.

Zu mir, dem geistigen Gaukler, dem Phantasten, der ihnen Götterbilder des Wahns auf den Tisch stellt, der sie mit platten Weisheiten überschüttet.

Doch dies wissen sie nicht, und dies werden sie auch niemals wissen. Das schwor ich mir. Niemals. Ich schwor es mir in den einsamen, kalten und finsteren Nächten, und schwor es mir in den glutheißen, trockenen und staubigen Tagen, die bisher mein Leben waren. Ich schwor:

Niemals! Denn niemals wünsche ich mir diese Tage und Nächte zurück. Und sie werden nicht zurückkommen, ich weiß es. Denn nun habe ich sie, habe diese hier.

Denn noch nicht lange sitze ich hier am Ganges. Tage, Wochen, sind es. Aber schon bin ich reich. Schon haben sie begonnen, mich reich zu machen. Sie haben begonnen, mir ein Haus, nein, einen Palast zu bauen. Sie haben Geld gegeben. Sie haben Geld gebracht. Sie haben Geld geholt. Sie haben Geld, und die haben es nur für mich.

Und sie geben es für vage Sätze, für inhaltsleeres Gestammel. Doch sie geben es. Ich erzähle ihnen von Bäumen, die existieren, und sie glauben es. Ich erzähle, dass man nur richtig arm werden kann, wenn man reich gewesen ist, und ich sehe in ihre tränennassen verständnisvollen Augen und betrachte ihre mir zunickenden Köpfe.

Und ich erzähle noch mehr. Ich erzähle von Wahrheit, die so grenzenlos, so unermesslich ist, dass keine Antwort die ganze Wahrheit enthalten kann und die Gesamtheit das Gegenteil fordert.

Und wieder und wieder ernte ich Zustimmung. Und wird nicht jedes Kind als Gott geboren?, frage ich, und die Kinder lachen mich an und freuen sich, denn der Verstand, so sage ich, begreift nicht, was das Herz zu begreifen hat. Denn alle Kinder sind gut. Und wieder lachen die Kinder.

Ich halte einen Spiegel von Worten vor mein Gesicht und spreche dabei. Ich spreche von der Summe von guten Taten, und ich spreche von der Summe von bösen Taten. Und ich sehe sie über meinen Worten träumen, sehe sie Vergessen suchen. Vergessen suchen von den Fleischbergen ihrer Heimat. Vergessen suchen vom Überdruss des Reichtums und von anderen Dingen mehr.

Aber wisst ihr nicht, sage ich zu ihnen, dass ihr nicht denken sollt, dass ihr nicht wissen sollt? Denn seid ihr nicht ohne Identität? Und ihr einfältiges Lachen gibt mir recht.

Dass das Wunderbare überall ist, sage ich zu ihnen, und denke dabei an den ewig knurrenden Magen in meiner Kindheit, in meiner Jugend, in meinem ganzen bisherigen Leben.

Wisst ihr nicht, wiederhole ich immer und immer wieder, dass das Wunderbare in den weißen Wolken ist, in den Blumen, in den Sternen, in den Flüssen? Denn das Leben eines westlichen Menschen ist tot, ist tot, und läuft ab in bestimmtem Mustern. Es gibt kein Mysterium mehr bei euch, sage ich ihnen, kein Mysterium des Lebens und des Sterbens, und das Wiedererkennen von diesen meinen banalen Sätzen wird auf ihren Gesichtern sichtbar.

Wie Staub an manchen Tagen in der flirrenden Hitze Indiens hin- und herhüpft, so hüpfen meine Gedanken hin und her. Denn sie sind zuhause bei dem Quaken der Frösche, bei den verwirrenden Heerscharen unserer Götter, bei den Glasharfen der Tänzerinnen, bei der erdrückenden Dumpfheit des Aprilwetters, bei den Trauerglöckchen der Totenfeste, bei dem rhythmischen Einerlei der Wiegenlieder, bei den Ausbrüchen von Hass und ist zuhause bei den Brahmanen, wenn sie in den Heiligen Schriften blättern.

Dieses und vieles andere denke ich, überdenke ich, und ich freue mich, und doch zeige ich meine Freude nicht.

Und so und deshalb sickern nur langsam wieder die Geräusche, die Stimmen, die um mich herum sind, in mein Gehirn.

„Meister", höre ich. Leise, verhalten, dringt eine leise Stimme an mein linkes Ohr, dringt an mein rechtes Ohr.

„Meister!"

Ich nicke. Ich antworte. „Ja", antworte ich, „ja.

„Meister", ist da wieder die Stimme, „du wolltest uns heute erzählen. Du wolltest uns heute erzählen. Du wolltest über die Einsamkeit erzählen."
„Ja", sage ich und beginne. „Schweigen", beginne ich, „ist Einsamkeit", und betrachte dabei mit leerem Blick den Fragenden. Röte überzieht langsam sein Gesicht, und ich spreche weiter.
„Und Einsamkeit ist Nichts. Und wer in der Einsamkeit badet, badet im Nichts. Und wer im Nichts badet, kommt darin um."
Hier, an dieser Stelle meines Satzes, blicke ich in ihre Gesichter und sehe Verwirren, Ungläubigkeit, darin. Glauben sie meine leeren Sätze? Glauben sie meinen Sätzen, entsprungen einem, meinem, kürbisleeren Kopf?
Ich glaube, sie glauben es. Glauben sie doch Ungläubigen, denn sie sind selbst Ungläubige, und so und deshalb spreche ich weiter.
„Einsamkeit", sage ich, „ist wie eine finstere Nacht, die sich auf dich herabsenkt und sicheren Untergang heraufbeschwört, denn sie wird in der Leere offenbar, aber......"
Lautes Weinen unterbricht mich, und ich unterbreche mich. Ein Mädchen weint. Sie wälzt sich auf dem Boden hin und her. Alle schweigen, auch ich schweige. Alle starren auf sie, auch ich starre auf sie. Tränen laufen, und sie stützt auf einen Ellbogen und weint.
Eine kleine Weile warte ich, dann frage ich: „Ist es die Unermesslichkeit der Gedanken?", frage ich. „Ist es die Erinnerung en ehemalige, an zukünftige Wirklichkeit?", frage ich.
Eine Minute schweigt sie, dann antwortet sie: „Ja, Meister. Alles dies und noch mehr." Wieder weint sie.
Alberner Charakter, denke ich und schüttle den Kopf, nur so und um Zweifel zu nähren, und fahre fort, Gauklerspiele vom Ende und Anfang der Welt vorzugaukeln.
„Ich sagte einmal", sage ich dann und bemühe mich dabei um einen unbefangenen Tonfall, „dass Reichtum aus Einsamkeit entspringt, doch dies ist nicht wahr. Denn der Reiche ist nicht Besitzer von Reichtümern, denn er kann sie nicht besitzen. Denn Reichtum ist schlimmer als der Tod. Oder glaubt ihr, dass ich das Haus, das ihr mir schenkt, besitze?", frage ich. „Oder glaubt ihr, dass ich die Autos, die ihr mir schenken werdet, besitzen werde?", frage ich. „Oder glaubt ihr, dass ich alle Reichtümer, die ihr mir schenken werdet, besitzen werde?", frage ich und gebe gleich die Antwort darauf. „Nein!", sage ich. „Nein! Denn niemand besitzt das, was er zu besitzen glaubt, und trotzdem......" – hier versuche ich einen beschwörenden Unterton in meine Stimme zu legen – „trotzdem werdet ihr mir Reichtümer schenken, denn ich will es, und deshalb wollt ihr es auch. Denn bin ich nicht der Gegenstand eurer Verehrung, bin ich nicht der Gegenstand eures Denkens, Wollens und Fühlens?"

Nun lachen sie. Nun schreien sie. Nun kreischen sie. „Ja, Meister",
lachen sie. „Ja, Meister", kreischen sie. „Ja!"
Und viele von ihnen springen nun auf, tanzen um mich herum, tanzen
auf stämmigen, blassroten, blassweißen Beinen um mich herum,
während ich freundlich grinsend nicke.
Und dann fällt ein verhuschtes, kleines Mädchen – es ist rostbraun wie
eine Feldmaus – vor mir zu Boden, pfeift und quietscht irgendetwas von
Befreiung, Wissen, Erlösung, und küsst mir dabei die Füße. Es küsst
zwei Minuten lang, drei Minuten lang, wieder und wieder. Ich grinse
wieder, falte die Hände zum Gruß, und wie Chöre von Irrsinnigen, wie
hungrige Rudel von Wildschweinen und Hausschweinen, fangen alle zu
schreien an. Sie jubeln. Sie verzerren die blassen Milchgesichter, und
wieder jubeln sie. Und immer noch oder wieder küsst mir die verhärmte,
die raschelnde Feldmaus die Füße.
Dann hebe ich die Hände, und alles schweigt. Ich winke, und alles setzt
sich. Und auch die Feldmaus setzt sich und starrt mich an. Mit runden
Augen starrt sie, mir runden Augen im indisch gepunkteten Gesicht starrt
sie. Mit runden Augen unter dem schwarzen Segel von Haaren starrt sie.
Aber ich beginne wieder zu sprechen, denn ich muss sprechen, dies
weiß ich. Und so spreche ich. „Wo liegt Leiden?", frage ich. „Wo liegt
Glück?", frage ich. „Wo liegt die Stille?", frage ich.
Ich warte. Dann antworte ich: „Leiden liegt in den Tränen begraben.
Glück liegt in der Wirklichkeit, und die Stille liegt dort, wo der Lärm nicht
ist." Hier schweige ich.
Doch sie schweigen nicht. Sie jubeln.
Und so spreche ich wieder. Ich erzähle von vielen Dingen. Ich erzähle
von kleinen Dingen. Ich erzähle von großen Dingen. Ich breite mein
Gewäsch aus wie man Wäsche ausbreitet. Doch ich wasche die Wäsche
nicht. Denn was sind schon Tugend, Wissen, Schlaf, Erfüllung, Idee,
Wirklichkeit, Worte? Worte sind es. Halbschlafgeständnisse sind es.
Gezuckerte Lügen sind es. Doch ich spreche weiter. Ich spreche täglich.
Ich spreche tagelang. Ich spreche wochenlang. Ich spreche monatelang.
Ich äffe den Abgründen meiner Seele nach, und ich gewinne. Doch
gewinne ich nicht dies, und ich gewinne nicht das, ich gewinne sie. Ich
gewinne sie, die Weißen, die Westler. Ich gewinne sie als Sklaven, und
ich behandle sie als Sklaven.
Denn, wird nicht nur ein strenger Herr geliebt?
Denn, wird nicht nur ein strenger Herr gerühmt?
Ja, ich weiß es, denn dies ist das Wissen der Welt. Dies ist das Wissen
der Unteren und ist das Wissen der Oberen.
Und, war ich nicht unten?
Und, war ich nicht oben?
Ich war überall, ich weiß es. Ich war nirgends, ich weiß es.
Doch, wissen sie es auch?

Nein, dies weiß ich.

Denn ich habe sie beobachtet. Denn, ich habe sie mit meinen Gedanken geprüft. Denn, ich habe in ihre Augen gesehen. Denn, ich habe in ihre Gesichter geblickt.

Ich habe Fallen für sie aufgestellt. Ich habe Gitter für sie gebaut. Ich habe immer mehr und mehr gefordert. Ich habe mit ihnen den Weg ins Labyrinth angetreten, und ich, sie, wir kommen nie wieder zurück. Dies weiß ich.

Denn schon sie meinen Palast fertiggestellt. Schon haben sie mir Autos gekauft. Schon haben sie mir Reichtümer gegeben.

Und sie geben und geben.

Aber auch ich habe gegeben. Ich habe ihnen vieles gegeben. Ich habe ihnen mein Lachen gegeben, wenn ich sah, wie ihre krummen, dicken Gelenke knackten, während sie Yogaübungen übten. Ich habe ihnen mein Lachen gegeben, wenn ich hörte, wie sie ihre albernen Fragen fragten. Und ich habe noch mehr gegeben. Ich habe ihnen die Überzeugung gegeben, dass sie keine Reichtümer mehr brauchen werden. Denn ich, ihr Guru, ihr Meister, brauche die Reichtümer, nicht sie.

Und bald, auch das weiß ich, werden ich und sie in den Westen gehen, werde in ihr Land gehen, in ihre Länder gehen und dort leben.

Ich werde Indien vergessen. Ich werde den Hunger vergessen. Ich werde die Armut vergessen, und ich werde alles vergessen.

Denn, ich weiß es: Mein Traum wurde Wirklichkeit, ist Wirklichkeit.